C000135710

Wie Sie leicht abnehmen können & Wie man Bauchfett verliert Auf Deutsch

Copyright 2018 by Charlie Mason - Alle Rechte vorbehalten.

Das folgende Buch wird mit dem Ziel wiedergegeben, möglichst genaue und zuverlässige Informationen zu liefern. Unabhängig davon kann der Kauf dieses Buches als Zustimmung zu der Tatsache gesehen werden, dass sowohl der Herausgeber als auch der Autor dieses Buches in keiner Weise Experten für die darin diskutierten Themen sind und dass alle Empfehlungen oder Vorschläge, die hier gemacht werden, nur der Unterhaltung dienen. Fachleute sollten je nach Bedarf konsultiert werden, bevor die hierin befürworteten Maßnahmen durchgeführt werden.

Diese Erklärung wird sowohl von der American Bar Association als auch von der Committee of Publishers Association als fair und gültig erachtet und ist in den gesamten Vereinigten Staaten rechtsverbindlich.

Darüber hinaus wird die Übertragung, Vervielfältigung oder Reproduktion eines der folgenden Werke einschließlich spezifischer Informationen als illegale Handlung angesehen, unabhängig davon, ob sie elektronisch oder in gedruckter Form erfolgt. Dies gilt auch für die Erstellung einer sekundären oder tertiären Kopie des Werkes oder einer aufgezeichneten Kopie und ist nur mit ausdrücklicher schriftlicher Zustimmung des Verlegers gestattet. Alle weiteren Rechte vorbehalten.

Die Informationen auf den folgenden Seiten werden im Allgemeinen als wahrheitsgemäße und genaue Darstellung von Fakten betrachtet, und als solche wird jede Unaufmerksamkeit, jeder Gebrauch oder Missbrauch der betreffenden Informationen durch den Leser dazu führen, dass alle daraus resultierenden Handlungen ausschließlich in seinen Zuständigkeitsbereich fallen. Es gibt keine Szenarien, in denen der Herausgeber oder der ursprüngliche Autor dieses Werkes in irgendeiner Weise als haftbar für irgendwelche Komplikationen oder Schäden angesehen werden kann, die ihnen nach der Durchführung der hier beschriebenen Informationen widerfahren könnten.

Darüber hinaus dienen die Informationen auf den folgenden Seiten nur zu Informationszwecken und sollten daher als universell angesehen werden. Wie es sich für sie gehört, werden sie ohne Gewähr für ihre verlängerte Gültigkeit oder vorläufige Qualität präsentiert. Erwähnte Marken werden ohne schriftliche Zustimmung verwendet und können in keiner Weise als Unterstützung des Markeninhabers angesehen werden.

Inhaltsverzeichnis

Wie Sie leicht abnehmen können Auf Deutsch/ How to lose weight easily In German

Einfache Schritte zum Abnehmen durch Essen

Einführung

Wir gratulieren Ihnen zum Kauf dieses Buches und danken Ihnen dafür. In diesem Buch werden die Möglichkeiten diskutiert, wie Sie durch gutes Essen Gewicht verlieren können. Es ist ein umfassender Leitfaden über die richtige Ernährung, um überschüssiges Fett zu verbrennen und einen gesunden Körper zu erlangen.

Bierbäuche sind nicht angenehm. Sie stellen nicht nur ein Problem für Ihren Stil-Quotienten dar, sondern verbeulen auch Ihre gesamte Persönlichkeit. Fleisch, das aus der Kleidung herausquillt, ist für viele ein schrecklicher Traum. Es ist selbst für übergewichtige Menschen keine angenehme Vorstellung. Doch die meisten übergewichtigen Menschen wissen, dass sie dieses Stadium langsam erreichen.

Fettleibigkeit ist eine harte Realität dieser Ära. Sie hat die moderne Welt fest im Griff. Da mehr als 70% der US-Bevölkerung in die Kategorie Übergewicht und 39,8% in die Kategorie Adipositas fallen, sieht die Prognose nicht gut aus. Das Schlimmste ist, dass wir darüber wissen. Das Beängstigende daran ist, dass sich die Bemühungen zur Bekämpfung der Fettleibigkeit im Großen und Ganzen als ineffektiv erwiesen haben.

Das ist eine Realität, die wir alle kennen. Wir sind mit den schädlichen Auswirkungen der Fettleibigkeit durchaus vertraut. Es ist ein sehr unangenehmer Zustand.

Fettleibigkeit ist ein lebensbegrenzender Zustand. Sie ist viel mehr als nur die Anhäufung einiger zusätzlicher Pfunde Fleisch. Neben dem Übergewicht bringt die Adipositas auch noch eine Menge anderer Probleme mit sich. Bluthochdruck, Herz-Kreislauf-

Erkrankungen, Stoffwechselstörungen und andere Probleme dieser Art gehören dazu. Das zusätzliche Gewicht führt zu einer zusätzlichen Belastung Ihrer Gelenke. Es schränkt Ihre Bewegung ein und schränkt somit auch Ihre Fähigkeit ein, das Gewicht abzunehmen. Und doch kennen wir alle diese einfachen Fakten.

Die eigentliche Suche ist die nach der Lösung. Eine geniale Idee, die Ihnen helfen kann, diese zusätzlichen Pfunde loszuwerden - eine Lösung, die Ihnen helfen kann, das zusätzliche Gewicht abzunehmen und es auch zu halten.

Diese eine Suche hat zu dem beispiellosen Erfolg der Gewichtsabnahmeindustrie geführt - einer Industrie, die heute einen Markt mit Umsatz von mehr als 66 Milliarden Dollar hat. Innerhalb weniger Jahrzehnte von nichts auf Milliarden von Dollar zu kommen, ist ein ziemlicher Sprung. Es betont auch die Tatsache, dass Fettleibigkeit in letzter Zeit zu einem sehr großen Problem geworden ist.

Noch erschreckender ist jedoch, dass trotz des steilen Wachstums der Gewichtsabnahmeindustrie auch das Problem der Fettleibigkeit im gleichen Maße zunimmt. Das ist ein klarer Indikator für die Ineffektivität der derzeitigen Maßnahmen. Es bedeutet, dass etwas nicht stimmt. Es gibt einen wichtigen Teil des Puzzles, der uns völlig fehlt.

Die Menschen sind so besessen von der Idee, Gewicht zu verlieren, dass sie bereit sind, jede Maßnahme zu ergreifen. Von Diäten bis hin zu tödlichen Trainingsprogrammen, von Adipositas-Pillen bis hin zu Operationen zur Gewichtsabnahme - die Menschen sind bereit, bis zum Äußersten zu gehen, um ihr Gewicht zu reduzieren. Es gibt jedoch ein kleines Problem. Das Gewicht kommt zurück und es wird auch nach wiederholten Versuchen immer wieder zurückkommen, wenn es keine Nachhaltigkeit gibt.

Der größte Grund für die steigende Rate an Fettleibigkeit und Unzufriedenheit in der Öffentlichkeit ist die Unwirksamkeit von Maßnahmen zur Gewichtsabnahme. Entweder bringen die Maßnahmen zur Gewichtsabnahme überhaupt keine Ergebnisse, oder, mehr noch, das Gewicht kommt nach einiger Zeit des Gewichtsverlusts wieder zurück. Strenge Diäten, harte Trainingsroutinen, Pillen, Operationen, Nahrungsergänzungsmittel und andere Maßnahmen dieser Art können anfangs helfen, etwas Gewicht zu verlieren, aber die meisten dieser Maßnahmen sind langfristig nicht nachhaltig. Daher kommt es mit ziemlicher Sicherheit zu einem Rückfall in das Gewicht.

All jene Menschen, die versuchen, mit schnellen, aber nicht nachhaltigen Methoden abzunehmen, werden am Ende wahrscheinlich enttäuscht werden. Eine entscheidende Sache, die die Gewichtsabnahmeindustrie eindeutig nicht vermitteln kann, ist, dass die Erhaltung eines gesunden Gewichts und Körpers ein kontinuierlicher Prozess ist. Wenn Sie 15 Tage oder 6 Monate lang eine superstrenge Diät machen, kann Ihnen das nicht helfen, fit zu bleiben. Ihr Übergewicht ist keine Krankheit, die durch eine Pille geheilt werden kann. Wenn Sie versuchen, zusätzliches Gewicht abzunehmen oder die Fettpolster in Ihrem Körper zu reduzieren, versuchen Sie eigentlich, dem natürlichen Prozess Ihres Körpers entgegenzuwirken. Sie können diesen Prozess weder beschleunigen noch aufhalten.

Ihr Körper wird ein Leben lang versuchen, Gewicht anzuhäufen. Das liegt im Überlebensinstinkt des Körpers. Wenn Sie fit und gesund bleiben wollen, müssen Sie Ihr ganzes Leben lang arbeiten, um das Gewicht unter Kontrolle zu halten. Alles, was darüber hinausgeht, ist eine kosmetische Maßnahme und wird nicht lange funktionieren.

Das wahre Problem bei Maßnahmen zur Gewichtsabnahme wie Diäten, strenge Trainingsroutinen und lange Essenspläne ist, dass man sie nicht sehr lange befolgen kann. Sobald Sie Ihre kalorienreduzierende Diät beenden, wollen Sie essen. Sie wollen all das Essen und den Geschmack, den Sie verloren haben, wieder wettmachen. Das ist kontraproduktiv. Selbst wenn Sie sich streng kontrollieren, drängt Ihr Körper Sie weiter.
Dasselbe gilt für die Trainingsroutine. Während Sie im Fitnessstudio mit Eisen arbeiten, nimmt Ihre Nahrungsaufnahme zu. Sie nehmen mehr Kalorien zu sich, weil Sie mehr Kalorien verbrennen. Ihr Appetit nimmt zu. Sobald Sie jedoch aufhören zu arbeiten, sammeln sich diese zusätzlichen Kalorien in Form von Fett an. Sie können ohne Vorankündigung mit dem Training aufhören, aber das gleiche gilt nicht für den Appetit.

Das größte Problem bei den meisten Maßnahmen zur Gewichtsabnahme ist, dass sie Nahrung als Ihren größten Feind propagieren. Nahrung wird als größter Grund für die Fettansammlung propagiert, und deshalb wird jede Anstrengung unternommen, um die Nahrungsaufnahme zu begrenzen.

Nahrung ist nicht Ihr Feind, sondern eine Voraussetzung für das Leben. Sie können nicht abnehmen und auch nicht abnehmen, solange Sie diese Tatsache nicht von ganzem Herzen akzeptieren. Das Essen als Ihr Partner beim Abnehmen und bei der Erhaltung eines gesunden Körpers zu akzeptieren, ist der beste Ansatz.

Dieses Buch präsentiert einen ganzheitlichen Ansatz zur Gewichtsabnahme.

Einer der größten limitierenden Faktoren bei der Gewichtsabnahme ist nicht nur die Art und Menge der Nahrungsmittel, die wir essen, sondern auch unsere allgemeine Psychologie. Dieses Buch führt Sie durch diese Faktoren und hilft Ihnen bei einer effektiven Gewichtsabnahme.

Zu viele Modediäten, strenge Ernährungspläne und harte Bewegungsroutinen können kurzfristig Erleichterung bringen. Auf lange Sicht sind solche Erfolgsgeschichten jedoch nicht sehr glänzend. Dieses Buch dient Ihnen als Leitfaden für nachhaltige Möglichkeiten, Gewicht durch richtige Ernährung zu verlieren. Es ist der effektivste Weg, Gewicht zu verlieren und zu halten. Wir können nicht erwarten, dass wir fit und gesund bleiben, wenn wir einen Groll gegen das Essen hegen. Der beste Weg, einen gesunden Körper zu haben, ist, sich die Nahrung, die wir essen, zu eigen zu machen. Sie werden in der Lage sein, die richtigen Lebensmittel und die Vorteile, die sie bringen, zu erkennen.

Einer der größten Faktoren, der zu Übergewicht führt, ist das Verlangen nach Nahrung. Obwohl das Essen für jedes Lebewesen natürlich ist, ist das Verlangen danach nicht vorhanden. Es ist das Ergebnis schlechter Essgewohnheiten und einer schlechten Auswahl an Lebensmitteln.

- ✓ In diesem Buch werden die natürlichen Wege zur Vermeidung von Heißhunger und Übergewicht erklärt.
- ✓ Es wird die Vorteile natürlicher Lebensmittel für die Gewichtsabnahme erklären und Ihnen bei der Erstellung eines natürlichen Ernährungsplans helfen.
- ✓ In diesem Buch erhalten Sie auch eine Fülle von Ideen für Frühstück, Mittag- und Abendessen, um Sie gesund und fit zu halten.

✓ Sie werden auch gesunde Früchte kennen lernen, die Sie Ihrer Mahlzeit für beste Ergebnisse hinzufügen können.

✓ Ein gesunder Plan zur Gewichtsabnahme ist derjenige, der zu einer schnelleren Fettverbrennung führt und den Muskelabbau verlangsamt. Dieses Buch wird Ihnen genau das Gleiche vermitteln.

✓ Sie können all das ohne erdrückende Diäten und ungesunde Ernährung erreichen.

Lesen Sie einfach dieses Buch und machen Sie sich die Idee eines gesunden Lebens durch gute Ernährung zu eigen. Es gibt viele Bücher zu diesem Thema auf dem Markt, vielen Dank noch einmal, dass Sie sich für dieses Buch entschieden haben! Es wurden alle Anstrengungen unternommen, um sicherzustellen, dass es mit so vielen nützlichen Informationen wie möglich gefüllt ist. Viel Erfolg!

Kapitel 1: Verstehen der Psychologie des Gewichtsverlusts

Die Gewichtsabnahme ist ein wichtiges Ziel. Gesundheit ist und sollte für alle von größter Bedeutung sein. Wenn Ihre Gesundheit anfängt zu versagen, dann wird es schwierig, andere Freuden des Lebens zu genießen. Eine der größten Hürden auf dem Weg zu einer guten Gesundheit ist das Übergewicht.

Übergewicht wirkt sich nicht nur auf Ihre Persönlichkeit und Ihre Leistungsfähigkeit aus, sondern auch auf Ihre Psychologie und Ihre Einstellung. Die meisten von uns betrachten es jedoch falsch. Die meisten Menschen versuchen, ihr Übergewicht zum Sündenbock für alles zu machen, was in ihrem Leben schief gelaufen ist.

Es ist leicht, die Schuld auf Dinge zu schieben, die Ihnen keine Antwort geben. Aber wenn Sie genau hinsehen, werden Sie feststellen, dass Übergewicht nicht unbedingt schlechte Dinge in Ihr Leben bringt. Meist ist es genau umgekehrt, und die Gewichtszunahme ist eine Folge falscher Lebensgewohnheiten. Wenn Sie also anfangen, die Dinge im Leben zu verbessern, können Gewichtsprobleme leichter bekämpft werden.

In der Eile, Gewicht zu verlieren, neigen wir dazu, die Faktoren zu übersehen, die überhaupt zu einer Gewichtszunahme führen. Wir müssen die Tatsache zugeben und verstehen, dass das menschliche Gehirn auf eine sehr ausgeklügelte Weise funktioniert. Die erste Priorität des Gehirns ist es, Sie in allen Situationen am Leben zu halten. Es betrachtet die Dinge aus einer ganz anderen Perspektive. Ihr Körper ist eine koordinierte Maschine, die jeden Schritt zur Sicherung des Überlebens tut. Deshalb beginnt er, Energie zu horten, wenn er irgendeine Art von

Stress oder Gefahr spürt. Daher kann das Ignorieren selbst der kleinen Dinge einen großen Einfluss auf Ihr Gewicht haben.

Wenn Sie Gewicht verlieren wollen, ist es wichtig, dass Sie die Faktoren verstehen, die Ihr Gewicht beeinflussen. Das Ignorieren dieser Faktoren wird zu Misserfolgen und Enttäuschungen führen.

Stress

Das Leben eines Weisen zu führen, ist heutzutage keine Option. Es ist das Zeitalter des Wettbewerbs. Das war schon immer so, denn die gesamte Evolutionstheorie basiert auf dem Prinzip des "Überlebens des Stärkeren". Dennoch hat der Wettbewerb in der modernen Welt eine ganz neue Dimension erreicht. Sie müssen sich sowohl in der Schule als auch am Arbeitsplatz auszeichnen. Sie müssen besser sein als Ihre Mitschüler und härter arbeiten. Sie müssen Termine einhalten und härtere Leistungen erbringen. Dieser harte Wettbewerb nimmt Ihnen jedoch den Fokus auf die Gesundheit und weicht dem Stress. Beides ist schlecht für Sie.

Stress ist nicht gut für Sie. Er wirkt sich nicht nur auf Ihr Herz und Ihr Gehirn aus, sondern auch auf Ihr Gewicht in vielerlei Hinsicht. Wenn Sie gestresst sind, beginnt Ihr Körper, ein Stresshormon namens Cortisol" freizusetzen. Dieses Hormon verursacht verschiedene Probleme, aber das größte davon ist, dass es Ihrem Körper signalisiert, die Einlagerung von Fett zu erhöhen. Wenn Sie also ein stressiges Leben führen, dann wird dieses Hormon all Ihre Bemühungen, Gewicht zu verlieren, sabotieren.

Menschen, die ein stressiges Leben führen, finden auch großen Trost in der Nahrung, da sie ablenkt und lindert. Stresssituationen rufen eine Kampf-oder-Flucht-Reaktion hervor. Dies erhöht das Bedürfnis, mehr Kalorien zu sich zu nehmen. In solchen Situationen essen Menschen schließlich zucker- und fetthaltige

Lebensmittel. Sie alle führen zu einer übermäßigen Kalorienzufuhr, die völlig unnötig ist. Ihr Körper befindet sich aufgrund der hohen Cortisolfreisetzung bereits in einem fettarmen Verbrennungsmodus; daher werden all diese Kalorien am Ende als Fett gespeichert. Süßigkeiten und verarbeitete fetthaltige Lebensmittel, die Sie in solchen Situationen so sehr mögen, machen süchtig, und Sie neigen dazu, schon bald einen Geschmack und ein Verlangen danach zu entwickeln. Dies führt zu einer schnelleren Gewichtszunahme.

Im Zeitalter des Wettbewerbs wäre es unpraktisch, zu raten, ein völlig stressfreies Leben zu führen. Der Versuch, Stress zu reduzieren, ist jedoch sehr praktisch und machbar. Wenn Sie wirklich wollen, dass Ihre Bemühungen zur Gewichtsabnahme funktionieren und Sie fit werden, dann fangen Sie an, mit dem Stress vernünftig umzugehen. Es ist ein Dämon, der mehr Schaden anrichten wird, als Sie denken können.

Es gibt mehrere Möglichkeiten, Ihren Stresspegel zu senken. Wenn Sie Ihre Zeit mit Freunden und Familie genießen, meditieren, sich leicht bewegen und Freizeitaktivitäten nachgehen, können Sie Ihr Stressniveau in hohem Maße senken. Sie werden sich nicht nur besser fühlen, sondern auch viel schneller abnehmen. Denken Sie daran, dass Gewichtsabnahme nicht einfach nur eine Anpassung Ihrer Kalorienzufuhr ist. Ihr Körper hat die Fähigkeit, den Stoffwechsel je nach Bedarf zu verringern oder zu erhöhen. Wenn Sie ein stressiges Leben führen, kann es sein, dass eine geringere Kalorienzahl Ihnen auch nicht viel hilft, Gewicht zu verlieren. Ihr Körper wird anfangen, jedes bisschen davon zu konservieren. Je entspannter Sie sind, desto besser wird Ihr Stoffwechsel sein.

Vergnügen

Es ist einfach das entgegengesetzte Phänomen von Stress. Es entspannt Sie und Ihren Körper. Wenn Sie in einer angenehmen Stimmung sind, reagieren Sie im wirklichen Leben besser auf Situationen. Auf die gleiche Weise entspannt auch das Vergnügen Ihren Körper. Die Cortisol-Freisetzung nimmt ab und Ihr Körper kommt aus dem Überlebensmodus heraus. Er kann die Stoffwechselrate sicher erhöhen, da er keine Gefahr für die Energieeinsparung verspürt. Ihr Darm fängt an, besser zu funktionieren und verdaut die Nahrung leicht.

Der erste Schritt auf dem Weg zu einem gesunden Körper ist die Entspannung. Zumindest während des Essens sollten Sie Ihren Geist von stressigen Dingen ablenken. Geben Sie Ihrem Geist Zeit, das Essen zu genießen. Je mehr Sie das Essen fühlen, riechen und genießen, desto besser wird Ihr Körper es effektiv verarbeiten können.

Wenn Sie das Aroma des Essens genießen, bevor Sie es essen, gerät Ihr Verdauungssystem in einen Überdrehzustand. Es fängt an, die Verdauungssäfte zu pumpen, und Sie werden die Nahrung schnell verdauen können. Wenn man sich einen Moment Zeit nimmt, um das Essen zu genießen, führt dies recht schnell zur Erfüllung. Sie werden kein häufiges Verlangen nach Essen haben.

Denkweise

Nahrung gibt Energie. Wenn Sie zu viel davon essen, führt dies zu Übergewicht. Es sind nicht die Lebensmittel, die zu einer Gewichtszunahme führen, sondern Ihr fahrlässiges Verhalten gegenüber diesen Lebensmitteln. Es ist sehr wichtig, dass Sie anfangen, Lebensmittel mit einem positiven Ansatz zu betrachten.

Wenn Sie die richtige Art von Dingen in den richtigen Proportionen essen, werden Sie gesund sein und auch beim Abnehmen helfen.

Manche Menschen lehnen bestimmte Lebensmittel gänzlich ab und befürworten andere in hohem Maße. Dieser Ansatz kann schädlich sein. Letztlich sind es nicht die Lebensmittel, die zu einer Gewichtszunahme führen, sondern ihr übermäßiger Verzehr. Alle Lebensmittel haben den einen oder anderen Nährstoff, und Sie brauchen alle in bestimmten Proportionen. Es ist wichtig, diese Anteile zu verstehen und sich an sie zu halten.

Sie müssen die Tatsache akzeptieren, dass Sie nicht einfach durch das Vermeiden von Nahrungsmitteln abnehmen können, wie es die meisten Diäten nahelegen. Diese Strategie funktioniert nicht lange. Das ganze Leben lang mit einer kalorienreduzierten Ernährung zu leben, ist nicht nur eine Herausforderung, sondern auch unpraktisch.

Sie müssen eine Denkweise entwickeln, in der Sie die Vorteile von Nahrungsmitteln anerkennen und sie in angemessener Weise konsumieren. Dies wird Ihnen helfen, Gewicht zu verlieren und leicht zu halten.

Die Menschen wollen abnehmen, finden jedoch nicht den richtigen Weg dahin und suchen deshalb in allen Richtungen danach. Die florierende Industrie zur Gewichtsabnahme ist ein leuchtendes Beispiel dafür.

Man kann nicht gesund werden, indem man Lebensmittel meidet oder oberflächliche Methoden zur Fettverbrennung anwendet. Man kann nicht ewig kalorienreduzierte Diäten durchführen. Regelmäßiges Eisenpumpen im Fitnessstudio ist für die meisten

Menschen auch keine Option, da sie sich um andere wichtige Bedürfnisse des Lebens und der Familie kümmern müssen. Die beste Option, die Ihnen unter solchen Umständen zur Verfügung steht, ist es, Ihr Essen zu Ihrem Partner beim Abnehmen zu machen.

Eine gesunde Lebensmittelauswahl und gute Essgewohnheiten können Ihnen helfen, Ihr Leben zu genießen und dabei schmackhaft zu bleiben. Die Gewichtsabnahmeindustrie hat den Mythos geschaffen, dass Gewichtsabnahme ein harter Prozess ist, der nur durch geschmackloses Essen und den Verzicht auf Geschmacksvergnügen erreicht werden kann. Ihre ganze Idee lässt die Gewichtsabnahme wie eine sehr harte Tätigkeit aussehen.

Wenn Sie abnehmen wollen, müssen Sie die Psychologie der Gewichtsabnahme verstehen. Wenn Sie zu sehr auf Ihr Gewicht gestresst sind, dann wird sich Ihr Gewichtsabnahmeprozess verlangsamen. Je stressfreier Sie bleiben, desto schneller werden Sie abnehmen.

Sie müssen die Kraft des Essens mehr akzeptieren. Es kann Ihnen helfen, ohne viel Aufwand abzunehmen. Sie müssen einfach nur die richtigen Lebensmittel auswählen und einen gesunden Lebensstil führen. Je natürlicher diese Dinge bleiben, desto nachhaltiger wird Ihr Gewichtsverlust sein.

Motivation

Motivation ist der Treibstoff für Erfolg. Die richtige Motivation hält Sie unabhängig von den Herausforderungen in Schwung. Das größte Problem bei der Gewichtsabnahme besteht in der Korrektur einiger schlechter Lebensgewohnheiten. Wenn Sie nicht die richtige Motivation haben, können Sie der Versuchung leicht nachgeben, und Ihr ganzer Gewichtsabnahme-Versuch würde ins Leere laufen. Wenn Sie eine starke Motivation für das Abnehmen haben, können Sie die Versuchung leicht überwinden. Finden Sie eine starke Motivation, Gewicht zu verlieren, und arbeiten Sie in einem konstanten Tempo weiter darauf hin.

Sie können leicht abnehmen, wenn Sie sich gesund ernähren und gute Essgewohnheiten annehmen. Im folgenden Kapitel werden einige wichtige Ernährungstipps gegeben, die Ihnen helfen können, leicht abzunehmen.

Kapitel 2: Wichtige Punkte für eine gesunde Ernährung

Die meisten Menschen glauben, dass sie ihr Gewicht kontrollieren können, indem sie einfach die Anzahl der Kalorien, die sie zu sich nehmen, regulieren. Dies ist eine falsche Vorstellung. Obwohl es eine Tatsache ist, dass zusätzliche Kalorien zwar Fett hinzufügen, aber nicht alle Kalorien gleich sind. Verschiedene Nahrungsmittel haben viel mehr als nur einfache Kalorien. Wenn Sie durch gute Ernährung abnehmen wollen, müssen Sie zu gesunden Essgewohnheiten übergehen.

Gesunde Ernährung bedeutet, die richtigen Lebensmittel hinzuzufügen, die Ihnen die erforderlichen Nährstoffe liefern. Der Verzehr von Lebensmitteln, die Ihnen leere Kalorien liefern, erhöht einfach das Gewicht. Nahrungsmittel, die den Insulinspiegel in die Höhe treiben, helfen Ihnen auch nicht bei der Gewichtsabnahme. Deshalb ist es wichtig, dass Sie gute Essgewohnheiten annehmen, um schneller Ergebnisse zu erzielen.

Fokus auf Ballaststoffe

Ballaststoffe sind der Schlüssel zur Gewichtsabnahme. Sie sind eine Lebensmittelzutat, die Ihnen auf vielfältige Weise helfen kann, Gewicht zu verlieren.

Die Ballaststoffe in Obst, Gemüse und Vollwertkost sind langsam zu verdauen. Sie sind gut für den Darm und füllen den Magen schnell auf und halten ihn lange besetzt. Dies hilft, Heißhunger auf Nahrung zu vermeiden und verbessert Ihr Verdauungssystem. Abgesehen davon ist ballaststoffreiches Gemüse kalorienarm, und deshalb besteht keine Gefahr, dass Sie durch den Verzehr von

Ballaststoffen zusätzliches Gewicht zunehmen. Grünes Blattgemüse hat viele Ballaststoffe und Mineralien, aber vernachlässig bare Kalorien. Sie können sie so viel essen, wie Sie wollen, ohne sich über das Gewicht Gedanken machen zu müssen. Abgesehen von Obst und Gemüse sind auch Vollkorngetreide eine reiche Quelle von Ballaststoffen. Ballaststoffe sind nicht nur gut für Ihr Verdauungssystem, sondern helfen auch, Ihren Insulinspiegel unter Kontrolle zu halten.

Schwärmen für ganze Lebensmittel

Ganze Körner sind großartig. Sie sind eine reiche Quelle von Kohlenhydraten. Obwohl Kohlenhydrate von den meisten Gesundheitsexperten als unbedenklich angepriesen werden, sind Vollkorngetreide gut. Abgesehen von Kohlenhydraten liefern Vollkorn auch viele Ballaststoffe sowie Spurennährstoffe wie Vitamine und Mineralien. Diese sind sehr wichtig für Ihr Wohlbefinden, und es gibt viele Nährstoffe, die Sie nicht aus anderen Quellen beziehen.

Die Ballaststoffe im Vollkorn halten Ihr Verdauungssystem gesund und beschäftigt. Er wird nicht nur Ihr Gewicht verringern, sondern auch das Risiko ernsthafter Probleme wie Bluthochdruck, Herzerkrankungen und Verdauungsprobleme signifikant beeinflussen.

Gesundes Fett ist wichtig

Die Gewichtsabnahmeindustrie hat Fett und Cholesterin als Ursache allen Übels verteufelt. Das ist falsch. Fett ist sehr wichtig. Tatsächlich kann Ihr Körper ohne Fett und Cholesterin nicht richtig funktionieren. Fett und Cholesterin sind Bausteine der Hormone in Ihrem Körper. Ohne Fett kann er nicht funktionieren. Fett liefert Ihrem Körper lang anhaltende, nachhaltige Energie.

Da jedoch nicht jedes Fett schlecht ist, sind die meisten Arten von Fetten auch nicht gut. Eine schlechte Qualität des Fettes, das durch den Verzehr von frittierten Lebensmitteln, Soßen und hydrierten Ölen verbraucht wird, ist sehr ungesund. Es erhöht Ihr Gewicht und beschleunigt den Prozess der Verstopfung Ihrer Arterien. Um gesund zu bleiben, müssen Sie gesunde Fette zu sich nehmen. Fetter Fisch, Nüsse, Olivenöl, Avocados und andere solche Dinge liefern Ihnen die erforderlichen gesunden Fette. Sie müssen sie annehmen, um gesund und fit zu bleiben.

Verpassen Sie das Protein nicht

Eiweiß ist der Baustein der Muskeln. Wenn Sie anfangen, Gewicht zu verlieren, verlieren Sie nicht nur Fett, sondern auch viel Muskelmasse. Dies kann Probleme verursachen, wenn Sie nicht die richtige Menge an Eiweiß zu sich nehmen.

Eine eiweißreiche Ernährung hat auch einen zusätzlichen Vorteil: Man fühlt sich schneller satt. Eine eiweißreiche Ernährung bedeutet, dass Sie schneller satt werden und keine Heißhungerattacken haben. Sie müssen jedoch daran denken, dass Eiweiß auch Kalorien hat, und deshalb müssen Sie den Weg vorsichtig beschreiten.

Vermeiden Sie raffinierten Zucker um jeden Preis

Zusätzlicher Zucker in allen Formen ist schlecht für die Gesundheit. Raffinierter Zucker erhöht nicht nur Ihren Insulinspiegel, sondern wirft auch eine Menge leerer Kalorien ab, was beides schlecht ist. Wenn Sie schnell abnehmen und einen gesunden Lebensstil beibehalten wollen, dann sollte der erste Schritt die Reduzierung des raffinierten Zuckers sein. Wenn Sie eine Naschkatze sind, dann suchen Sie nach natürlichen Süßungsmitteln wie Früchten. Sie sind zwar süß, enthalten aber Fruktose, die gesund ist.

Raffinierter Zucker macht süchtig. Je mehr Sie ihn essen, desto mehr möchten Sie schon bald erneut haben. Das bedeutet, dass Sie nie genug davon haben werden. Ihre Pläne zur Gewichtsabnahme gehen den Bach runter. Der beste Weg, um der Versuchung zu entgehen, ist, sich völlig von ihm fernzuhalten. Selbst eine kleine Menge raffinierter Zucker wird Ihnen immer wieder Probleme bereiten.

Eine große Hürde, um sich von raffiniertem Zucker fernzuhalten, sind verarbeitete Lebensmittel. Sie haben hohe Mengen an raffiniertem Zucker, die ihnen Geschmack verleihen. Das macht sie ungesund und vermeidbar. Wenn Sie abnehmen wollen, müssen Sie auch die Aufnahme von verarbeiteten Lebensmitteln reduzieren.

Halten Sie sich von leichten Kalorien fern

Die Vereinfachung Ihrer Ernährung ist vielleicht nicht immer die beste Lösung für Sie. Wenn Ihr Körper Zeit braucht, um etwas zu verdauen, verbrennt er dabei Kalorien. Ihr Stoffwechsel steigt und der Prozess des Abnehmens setzt sich in Gang. Deshalb ist es am besten, Nahrungsmittel so nah wie möglich an ihrem natürlichen Zustand zu essen. Das bedeutet zwar nicht, dass Sie Vollwertkost roh oder ungekocht essen müssen, aber versuchen Sie dennoch, sich so genau wie möglich daran zu halten.

Wenn Sie eine Frucht in ihrem natürlichen Zustand essen, dauert es eine gewisse Zeit, bis sie verdaut ist. Die Kalorien werden nur langsam freigesetzt, und Ihr Verdauungssystem ist weiterhin damit beschäftigt, ein Sättigungssignal zu senden. Wenn Sie jedoch den Saft der gleichen Frucht trinken, ist der Kalorienzufluss hoch und plötzlich, aber kurzlebig. Sie werden sich bald hungrig fühlen und mehr, aber unnötige Kalorien zu sich nehmen.

Dasselbe gilt für alle Arten von Gesundheitsgetränken, kohlensäurehaltigen Getränken und dergleichen. Sie alle fügen Ihrem Körper zusätzliche Kalorien zu, ohne Ihrem Verdauungssystem etwas zuzuführen. Ihr Insulinspiegel bleibt auf einem hohen Niveau, und der zugesetzte Zucker in diesen Getränken führt zu Heißhunger.

Es spielt keine Rolle, was auf dem Etikett des Energiegetränks steht. Wenn es irgendeine Art von Geschmack oder Aroma hat, ist es nicht natürlich und sollte vermieden werden. Alle Energy-Drinks und kalorienfreien Getränke bergen dieses Risiko. Wenn Sie durstig und dehydriert sind, trinken Sie Wasser und nichts anderes.

Versuchen Sie nicht, Ihr Essen zu vereinfachen. Essen Sie so nah wie möglich an ihrem natürlichen Zustand, ist der beste Weg, um Gewicht zu verlieren. Je länger Ihr Verdauungssystem braucht, um es zu verarbeiten, desto besser.

Raffinierte Kohlenhydrate sind schlecht

Leere Kalorien in allen Formen sind schlecht und raffinierte Kohlenhydrate bringen genau diese mit sich. Raffinierten Kohlenhydraten fehlen die wesentlichen Ballaststoffe und Nährstoffe und belasten Sie mit Kalorien. Sie sind schlecht für Ihr Verdauungssystem und erhöhen Ihren Insulinspiegel.

Sie werfen zu viele rote Flaggen auf, wenn es um Ihre Gesundheit geht, und deshalb müssen Sie raffinierte Kohlenhydrate so weit wie möglich vermeiden.

Achtsames Essen ist der Schlüssel

Einer der größten Gründe für Binge Eating ist geistloses Essen. Es ist nicht der Geschmack, der Geruch, der Hunger oder das

Verlangen, das zu übermäßigem Essen führt; es ist einfach die Gedankenlosigkeit über die Nachteile von mehr Essen. Wenn man dem Essen und der Menge, die man isst, weniger Aufmerksamkeit schenkt, gehen alle Vorteile den Bach runter.

Essen ist eine wichtige Aktivität. Sie ist für Ihr Überleben unerlässlich. Essen während des Fernsehens oder beim Reden kann einem den Verstand rauben und führt zu Überessen. Das sollten Sie vermeiden, wenn Sie versuchen, Gewicht zu verlieren. Achten Sie immer auf die Dinge, die Sie essen, und seien Sie mit der Menge vorsichtig.

Kapitel 3: Wie man Diäten und andere strikte Lebensmittelpläne stoppen kann

Die schlichte und einfache Tatsache ist, dass Diäten und strenge Ernährungspläne kurzfristige Strategien zur Gewichtsabnahme sind und langfristig nicht funktionieren. Diäten sind restriktiv, und alles, was restriktiv ist, arbeitet gegen die menschliche Natur. Sobald die Menschen von ihren Ernährungsplänen absehen, nehmen sie an Gewicht zu. Selbst wenn sie etwas länger auf einem Ernährungsplan bleiben, beginnen die Ergebnisse zu sinken. Es kann frustrierend sein, zuzusehen, wie die eigene Arbeit den Bach runtergeht.

Manche Menschen halten sich jedoch immer noch gerne an Diäten und strenge Ernährungspläne, da sie dadurch ein Gefühl der Kontrolle erhalten. Sie haben das Gefühl, dass sie ihr Leben in die Richtung lenken, die sie wollen. Aber dieses Gefühl wird bald kontraproduktiv, wenn sie auf ein Plateau stoßen. Dies trägt nicht nur zur Verzweiflung bei, sondern führt auch zu Stress. Manche Menschen halten sich immer noch gerne an Diäten, da sie das Gefühl haben, dass sie nach dem Absetzen der Diät verletzlich werden. Das ist ein negatives Gefühl.

Essen ist ein wichtiger Teil des Lebens, und sich vorzustellen, dass es nicht funktioniert, wenn man sich als Bösewicht ausgibt. Sie müssen von den Diätplänen absehen, wenn Sie Gewicht verlieren und es erfolgreich halten wollen.

Diäten und restriktive Ernährungspläne sind so konzipiert, dass sie der menschlichen Konstitution entgegenwirken. Unser Körper geht in den Überlebensmodus über, sobald wir unsere Kalorienzufuhr verringern. Er reduziert den Stoffwechsel und unser Körper passt sich an die geringe Kalorienzufuhr an. Obwohl also die Diäten anfangs scheinbar funktionieren, werden sie im Laufe der Zeit unwirksam.

Wenn Sie einen kurzfristigen Diätplan einhalten, werden Sie vielleicht ein wenig an Gewicht verlieren. Im Allgemeinen geht das Wassergewicht zurück, aber es kommt sehr schnell wieder zurück. Menschen, die eine Diät machen, neigen dazu, sich aus natürlichen Instinkten heraus zu essen, was ebenfalls sehr schnell zu einer übermäßigen Gewichtszunahme führt.

Der beste Weg, Gewicht zu verlieren und über einen langen Zeitraum zu halten, ist, mit einer Diät oder anderen strengen Ernährungsplänen aufzuhören. Eine gute Ernährung und ein gesundes Ernährungsprogramm helfen Ihnen sehr effektiv beim Abnehmen.

Selbst wenn Sie sich nach dem Absetzen einer Diät eine Binge Phase gegönnt haben, ist es also am besten, keinen weiteren Diätplan zu befolgen. Vielleicht fühlen Sie sich in Versuchung, dies zu tun, aber es ist ein schlechter Schritt. Essen ist eine Voraussetzung für das Leben, und unser Körper kann es verarbeiten. Sie können ein bisschen mehr trainieren und mit den zusätzlichen Kalorien umgehen. Ihr Fettstoffwechsel wird sich verbessern, wenn Sie aufhören, sich wegen einiger zusätzlicher Kalorien zu stressen. Stress ist schlecht für die Fettverbrennung. Nehmen Sie also die Tatsache, dass Sie einige zusätzliche Kalorien gegessen haben, und machen Sie weiter.

Wenn Sie nicht auf Diät sind, können Sie alles essen, da es keine Einschränkungen gibt. Dadurch werden Lebensmittel weniger verführerisch und weniger ansprechend für Sie sein. Dies ist der erste Schritt zum Erfolg. Sie können sich ohne Schuldgefühle entscheiden, ob Sie etwas essen oder nicht essen wollen. Das funktioniert besser als jede andere Diät für Ihren Körper.

Menschen, die schon lange einen Ernährungsplan befolgen, finden das vielleicht schwierig, aber es ist eine Tatsache. Eine Diät zu machen, bringt keine Ergebnisse. Sie werden nur dann Ergebnisse erzielen, wenn Sie eine gesunde Ernährungsroutine befolgen.

Technische Probleme mit Diätplänen

Die meisten Diätpläne konzentrieren sich auf einen Teil des Problems, und zwar auf die hochkalorische Aufnahme. Sie arbeiten an der Reduzierung der Kalorienzufuhr. Das ist jedoch nicht das Beste, was man tun kann. Was immer wir essen, fügt unserem Körper Kalorien hinzu. Diese Kalorien helfen uns beim Laufen und die zusätzlichen Kalorien sammeln sich als Fett an. Aber nicht alle Kalorien sind gleich. Betrachten wir zum Beispiel die Makronährstoffe.

❖ **Kohlenhydrate**

Kohlenhydrate sind der Hauptenergieträger. Je mehr Kohlenhydrate wir essen, desto leichter wird unsere Kalorienbeschaffung. Wenn wir die Kohlenhydrataufnahme verringern, wird die Energiegewinnung erschwert. Daher ist es ein kluger Schritt, die Kohlenhydrataufnahme vernünftig zu senken.

❖ **Eiweiß**

Auch die Zufuhr von Eiweiß bringt Kalorien, hat aber eine ganz andere Funktion. Eiweiß wird für den Muskelaufbau benötigt. Wenn Sie Ihre Proteinzufuhr im Rahmen einer Diät verringern, werden Sie Probleme beim Muskelaufbau haben. Wenn Sie Ihre Kohlenhydrataufnahme zu stark reduzieren, wird Ihr Körper anfangen, Ihre Muskeln nach Energie zu verzehren. Deshalb wird eine sehr strenge Diät zu Muskelschwund führen. Proteine müssen auf ausgewogene Weise Teil Ihrer Mahlzeit sein.

❖ Fett

Fett ist ein weiterer wichtiger Makronährstoff. Es spielt mehrere wichtige Funktionen in Ihrem Körper. Alle Hormone werden aus Cholesterin hergestellt und es ist ein Produkt des Fettes. Daher kann Ihr Körper ohne die Aufnahme von Fett nicht überleben. Eine Verringerung der Fettaufnahme kann sich als gesundheitsschädlich erweisen. Ein hoher Fett- und Cholesterinspiegel kann Ihnen Probleme bereiten, aber das liegt nicht an Ihren gesunden Fetten. Cholesterin in der Nahrung ist sicher. Wenn Sie gesunde Fette aus Ihrer Ernährung entfernen, ist das schlecht für Ihre Gesundheit.

Das eigentliche Problem bei der Ernährung ist, dass sie im Allgemeinen auf all diese Makronährstoffe verzichtet und somit am Ende Ihre Gesundheit ruiniert.

Die Gewichtsabnahmeindustrie und die Hersteller von Lebensmittelprodukten haben Fett als den wahren Teufel projiziert. Es hat sich in der allgemeinen Wahrnehmung herausgestellt, dass man fett wird, wenn man Fett isst. Das ist eine absurde Idee. Die Menschheit überlebt seit Tausenden von Jahren durch Fett. Fett war von Anfang an die Hauptnahrungsquelle für den Menschen, und wir haben sogar die dunklen Zeiten überstanden. Eine Sache, die in letzter Zeit hinzugekommen ist, ist die Hauptursache für das Problem der Fettleibigkeit, und das ist Raffinierter ZUCKER. Die Menschheit hatte jahrhundertelang keinen Zugang zu raffiniertem Zucker. Er ist eine neue Ergänzung unserer Nahrung. Tatsächlich ist der Trend zu verarbeiteten Lebensmitteln ebenfalls sehr neu und die Hauptursache des Problems. Die hohe Abhängigkeit von verarbeiteten

Lebensmitteln hat uns viel raffinierten Zucker in unser Leben gebracht, und wir sind seitdem fetter geworden.

Mit der Ernährung wird versucht, das Problem auf eine falsche Art und Weise anzugehen. Man kann zwar die Kalorienzufuhr senken, aber den Körper nicht zwingen, seine Fettdepots zu verbrennen, nicht bevor er die richtigen Signale vom Gehirn erhält. Das wichtigste Hormon, das für die Fettspeicherung verantwortlich ist, ist Insulin. Solange kein Insulin in Ihrem Blutkreislauf vorhanden ist, wird Ihr Körper nicht damit beginnen, Fettdepots zu verbrennen. Das Insulin sendet weiterhin ein Signal an Ihre Fettzellen, dass es im Überfluss vorhanden ist und sie Fett speichern müssen. Wenn Sie Fett verbrennen wollen, müssen Sie Wege finden, um sicherzustellen, dass Ihre Insulinausschüttung reguliert wird. Kohlenhydrate können Ihren Insulinspiegel leicht in die Höhe treiben. Raffinierter Zucker bringt den Insulinspiegel ernsthaft durcheinander. Aber Fett führt nicht zur Insulinausschüttung. Deshalb ist die fettreiche Ernährung nicht das Problem; die fettarme Ernährung ist der wahre Übeltäter, da sie viel Zucker enthält. Wenn Sie Ihr Gewicht senken wollen, müssen Sie Ihren Insulinspiegel und Ihre Kohlenhydrataufnahme regulieren. Eine Senkung der Fett- und Eiweißzufuhr wird nur Probleme verursachen.

Auch Diäten und strenge Ernährungspläne erzeugen in Ihnen das Verlangen nach Nahrung. Solche Pläne können nicht lange befolgt werden, und wenn Sie von solchen Plänen abweichen, nehmen Sie schnell zu. Der beste Weg, solche Situationen zu vermeiden, besteht darin, mit der Einhaltung von Diäten aufzuhören und mit einer gesunden Ernährungsroutine zu beginnen.

Der erste Schritt zu einer gesunden Ernährung besteht darin, den Verzehr von verarbeiteten Lebensmitteln zu minimieren. Ihr

Schwerpunkt sollte nicht einfach nur auf der Minimierung des Kalorienverbrauchs liegen, sondern darauf, die richtigen Dinge zu essen. Nur durch eine gute Ernährung können Sie Gewicht verlieren.

Es ist wichtig, dass Sie sich bewusst machen, dass Ihr Körper sich über Jahrhunderte hinweg entwickelt hat. Er verfügt über ein sehr ausgeklügeltes System, das darauf ausgerichtet ist, das Überleben zu verlängern. Wenn Sie vorhaben, das Gewicht durch Überleben zu reduzieren, dann sind Sie auf dem Weg zum Scheitern, und die Reise wird sicher schmerzhaft sein. Wenn Sie die Kalorienzufuhr verringern, wird der Körper den Stoffwechsel senken, um einen geringeren Energieverbrauch zu gewährleisten. Dies gibt ihm mehr Zeit zum Überleben. Die Menschheit hat Überschwemmungen, Dürreperioden und Hungersnöte nicht ohne Grund überlebt.

Wenn Sie Ihr Gewicht halten wollen, müssen Sie das Fett auf die richtige Art und Weise treffen. Das Auslösen der Hormone, die bei der Fettverbrennung helfen, ist der beste Weg, um eine Gewichtsabnahme sicherzustellen. Ihr Körper wird erst dann mit der Verbrennung von Fettspeichern beginnen, wenn er sicher ist, dass er nicht gefährdet ist oder es ihm an Energie fehlt.

Insulin ist das Schlüsselhormon, das jede Art der Fettverbrennung blockiert. Wenn Sie abnehmen wollen, müssen Sie den Insulinspiegel in Ihrem Körper regulieren. Nahrungsmangel oder -überfluss führt nur zu unregelmässigen Insulinspiegeln, und das muss unbedingt vermieden werden.

Die Hauptfunktion des Insulins ist die Erleichterung der Blutzuckerabsorption. Am besten sind Nahrungsmittel, die Zeit brauchen, um verdaut zu werden, und die keine plötzlichen Insulin Erhöhungen verursachen.

Raffinierter Zucker steht ganz oben auf der Liste der Lebensmittel, die vermieden werden müssen. Wenn Sie gerne Süßigkeiten oder verarbeitete Lebensmittel essen, dann sind Ihre Insulinspiegel zwangsläufig unregelmäßig. Ballaststoffreiche Lebensmittel sind die besten, wenn es darum geht, Ihren Insulinspiegel zu normalisieren. Sie brauchen Zeit, um verdaut zu werden, und verursachen keine plötzlichen Insulin Erhöhungen.

Die Wahl gesunder Nahrungsmittel, die reich an Ballaststoffen, Mineralien und Vitaminen sind, wird Ihnen sehr helfen. Grünes Blattgemüse sticht auf der Liste hervor, da es reich an Mineral- und Ballaststoffen ist und nur eine vernachlässig bare Menge an Kalorien liefert.

Menschen nehmen im Allgemeinen Diät-Routinen an, da sie mit ihrem Körper unzufrieden sind und die Kontrolle über ihren Körper zurückgewinnen wollen. Allerdings können Diäten aufgrund des langsamen Fortschritts Stress und Angst verursachen. Sie führen auch zu Versagensangst, was weder für Ihren Körper noch für Ihren Geist gut ist. Diäten schränken Sie ein und führen zu Heißhunger auf Nahrungsmittel, die emotional anstrengend sein können. Auch das Essen von Dingen, die nicht auf der Liste stehen, kann dem Schuldbewusstsein weichen. Unter solchen Bedingungen Gewicht zu verlieren, ist ungesund. Selbst wenn Sie durch solche Maßnahmen etwas Gewicht verlieren, wird es zwangsläufig einen Rückschlag geben.

Der beste Weg, von Diäten wegzukommen, ist zu verstehen, dass man nur dann nachhaltig abnehmen kann, wenn man eine gesunde Routine einhält, eine Routine, die lange dauern kann und nicht so viel mentale und emotionale Angst verursacht. Das Vermeiden von Nahrung ist nicht die Lösung, sondern ein Problem.

Wenn Sie sich gesund und ausgewogen ernähren, können Sie leicht Gewicht verlieren.

Als erstes sollte man die Einnahme von raffiniertem Zucker vermeiden. Das bedeutet, dass verarbeitete Lebensmittel mit großer Vorsicht verzehrt werden sollten. Je mehr Sie natürliche Nahrungsmittel essen, desto besser ist es für Ihre Gewichtsabnahmeziele.

Der raffinierte Zucker macht süchtig und erzeugt ein Verlangen nach Nahrung. Dies führt zu einer Anhäufung von leeren Kalorien, die nichts anderes bewirken, als Ihren Insulinspiegel zu erhöhen. Sie müssen solche Nahrungsmittel vermeiden.

Kohlensäurehaltige Getränke, Limonaden, Energiegetränke und Alkohol haben einen hohen Zuckergehalt. Sie müssen sie so gut wie möglich vermeiden. Sie werden nicht nur Ihren Blutzuckerspiegel in die Höhe treiben, sondern auch dazu führen, dass Sie sich sehr oft nach mehr sehnen.

Es ist auch eine gute Idee, fettarmes Essen zu vermeiden. Fettarme Lebensmittel enthalten viel zusätzlichen Zucker, denn ohne Fett schmeckt das Essen schlecht. Um den Geschmacksverlust von Lebensmitteln auszugleichen, beladen die Hersteller sie mit zugesetztem Zucker. Dies ist ein wichtiger Grund, fettarme Lebensmittel zu vermeiden. Sie sollten sich an natürliche Früchte, Gemüse und Vollkorngetreide halten; sie liefern Ihnen alle erforderlichen Makronährstoffe und helfen bei der Regulierung des Insulinspiegels.

Insulin ist der Schlüssel zur Gewichtsabnahme. Es ist der Schlüssel zur Gesundheit. Sie müssen Lebensmittel verwenden, die Ihnen helfen, Ihren Insulinspiegel unter Kontrolle zu halten.

Achtsamkeit beim Essen wird Ihnen bei der Gewichtsabnahme sehr helfen. Ihr Ziel sollte es sein, die erforderlichen Kalorienmengen mit einem ausgewogenen Verhältnis aller Makronährstoffe zu sich zu nehmen. Einfach die Kalorien zu reduzieren, würde nicht funktionieren. Kalorienreduzierung bedeutet, dass Sie sowohl Eiweiß als auch Fette reduzieren. Das kann ungesund sein. Sie wollen nicht nur Gewicht verlieren, sondern auch fit und gesund sein. Eine ungesunde Ernährung kann Sie nicht gesund machen.

Der beste Weg, das Gewicht zu schlagen, ist, glücklich und zufrieden zu bleiben. Je mehr Sie das Essen akzeptieren, desto weniger problematisch wird es für Sie sein.

Kapitel 4: Wege zur Unterdrückung von Heißhungerattacken und Überernährung

Das Verlangen nach Nahrung ist einer der größten Feinde von Maßnahmen zur Gewichtsabnahme. Ihr Verlangen nach Nahrung kann Sie dazu zwingen, ungesunde Dinge zu essen, die nur zu einer Gewichtszunahme führen. Es ist ein unwiderstehliches Gefühl, das später zu Schuldgefühlen und Stress führt.

Es ist wichtig, dass Sie lernen, den starken Drang zu essen oder das Verlangen nach Essen zu bekämpfen. Das Verlangen nach Essen kommt nicht von ungefähr. Manche Menschen nehmen es auf sich, dass sie ihr Verlangen nicht kontrollieren können. Es gibt keinen Grund, so hart mit sich selbst umzugehen. Heißhunger ist sowohl ein physiologisches als auch ein emotionales Phänomen.

Wenn man eine Zeitlang nichts gegessen hat, beginnt man sich hungrig zu fühlen, das ist normal. Aber es gibt Zeiten, in denen man nicht einmal besonders hungrig ist, sondern etwas essen möchte. Es mag Zeiten geben, in denen Sie sich satt gegessen haben, aber weiter essen wollen. Das ist Verlangen.

Das Verlangen nach mehr Essen kann aus Ihrem überhöhten Energiebedarf entstehen. Wenn das jedoch der Fall ist, werden Sie es wissen, und es gibt keinen Grund zur Sorge. Aber wenn Ihr Energiebedarf derselbe ist und Sie immer noch ein häufiges Verlangen nach Nahrung verspüren, kann es mehrere Gründe dafür geben, die Sie verstehen müssen.

Einige wichtige Ursachen für unerklärliche Gelüste

Falsche Lebensmittel
Fast immer besteht das Verlangen nach Süßigkeiten und verarbeiteten Lebensmitteln. Junk Food und verarbeitete

Lebensmittel enthalten viel zugesetzten Zucker. Dieser Zucker macht süchtig und macht Lust auf mehr. Je mehr man ihn isst, desto mehr will man ihn essen. Sie werden Sie immer weiter nach unten ziehen. Es gibt keine Möglichkeit, sie zu umgehen. Die Kontrolle der Aufnahme von raffiniertem Zucker ist der beste Weg, um das Verlangen zu unterdrücken. Wenn Sie sich häufig nach Süßigkeiten sehnen, sollten Sie auf Früchte umsteigen. Früchte enthalten Fruktose, die Ihr Körper leicht verarbeiten kann. Neben Fruktose enthalten Früchte auch viele Ballaststoffe. Sie werden sich nach dem Verzehr von vergleichsweise geringen Mengen an Früchten zufrieden fühlen. Dies wird Ihnen helfen, Ihr Verlangen nach Süßigkeiten zu bekämpfen.

Verarbeitete und schnelle Lebensmittel können Ihnen Lust auf mehr machen. Sie enthalten viele leere Kalorien. Der hohe Anteil an zugesetztem Zucker macht diese Lebensmittel schmackhaft und Sie wollen mehr essen. Das sind ungesunde Lebensmittel, und neben Kalorien erhalten Sie durch diese Lebensmittel auch viel schlechtes Cholesterin. Sie zu vermeiden ist der beste Weg, um das Verlangen zu unterdrücken. Je länger Sie sich von solchen Nahrungsmitteln fern halten, desto weniger Heißhunger haben Sie auf sie.

Hormonelle Unausgewogenheit

Leptin ist ein wichtiges Hormon in Ihrem Körper, das Sättigung hervorruft. Es sendet Signale an Ihr Gehirn, dass Sie genug gegessen haben und nicht mehr essen müssen. Eine Entzündung in den Fettzellen kann jedoch zu einer unregulierten Leptinfreisetzung führen. Dieses Phänomen kann eine Leptinresistenz auslösen, und Sie können auch nach dem Essen Heißhunger auf Nahrung haben. Der Verzehr von gesunden, entzündungshemmenden Nahrungsmitteln und die

Aufrechterhaltung eines gesunden Lebensstils können Ihnen helfen, mit diesem Problem umzugehen.

Stress

Stress ist eine der Hauptursachen für das Verlangen nach Nahrung. Manche Menschen versuchen, in Stresssituationen Trost im Essen zu finden. Andere behandeln Essen fälschlicherweise als Lösung für ihre Depression. Das ist falsch, und es ist sehr wichtig, aus dieser Situation herauszukommen. Das Ignorieren solcher Heißhungerattacken kann zu einer ernsthaften Gewichtszunahme führen. Essen kann keine Lösung für Ihre emotionalen Probleme sein. Im Gegenteil, es wird die emotionalen Probleme auf mehr als eine Weise verschlimmern. Hilfe vom Experten zu bekommen ist der beste Weg, um aus dem Stress herauszukommen, da Essen nicht die Lösung sein kann.

Gesunde Lebensmittel sind der beste Weg, um mit dem Heißhunger umzugehen. Wenn Sie sich nach bestimmten Lebensmitteln sehnen, dann versuchen Sie, diese durch ähnliche, aber gesunde Dinge zu ersetzen.

Einige Dinge, nach denen sich die meisten Menschen sehnen, sind:

1. Schokolade: Schokolade steht ganz oben auf der Liste, wenn es um Lebensmittel geht, die Heißhunger verursachen. Magnesiummangel in Ihrem Körper kann zu Heißhunger auf Schokolade führen, da sie reich an Magnesium ist. Es gibt jedoch auch viele andere gesunde Lebensmittel, die reich an Magnesium sind, wie Avocados und Mandeln. Sie sollten sich für sie anstelle von Schokolade entscheiden, wenn Sie das Verlangen danach verspüren.

2. Kartoffelchips: Das Verlangen nach Kartoffelchips kann ziemlich stark sein, aber es ist jedoch ungesund. Sie sind stark verarbeitet und bringen zu viel Salz in Ihren Körper. Sie sollten Nüsse anstelle von Chips essen. Sie enthalten nicht nur gesunde Fette, sondern sorgen auch dafür, dass Sie sich schnell satt fühlen.

3. Gebäck und Süßigkeiten: Diese enthalten viel raffinierten Zucker und sind sehr schlecht für Sie. Sie machen Lust auf mehr. Der beste Weg, das Verlangen nach diesen zu vermeiden, ist, sie durch Früchte wie Pfirsiche, Kirschen oder Melonen zu ersetzen. Getrocknete Früchte wie Pflaumen oder Rosinen sind auch ein sehr guter Ersatz für Süßigkeiten und Gebäck.

4. Soda und andere gesüßte Getränke: Soda und andere solche Getränke sind schlecht für die Gesundheit. Sie machen süchtig und machen Lust auf mehr. Sie liefern eine Menge unnötiger Kalorien, auch wenn sie als kalorienfreie Getränke beworben werden. Der beste Weg, mit dem Verlangen nach solchen Getränken umzugehen, ist, sie durch frisches Kalkwasser oder ungesüßten Tee oder Kaffee zu ersetzen.

Die beste Methode zur Verringerung von Heißhunger und Überernährung

Viel Wasser trinken

Wenn Sie sich nach etwas sehnen, wird Ihnen das Trinkwasser sehr helfen. Wasser macht satt und stillt die Gelüste. Es ist ein kalorienfreies Getränk und versorgt Sie mit Feuchtigkeit. Sie können Wasser trinken, ohne Angst haben zu müssen, sich mit zusätzlichen Kalorien zu belasten. Viel Wasser zu trinken senkt nicht nur Ihren Appetit, sondern hilft auch beim Abnehmen. Sie schlagen also zwei Fliegen mit einer Klappe, indem Sie viel Wasser trinken, wenn Sie das Verlangen nach Essen verspüren. Erstens werden Sie Ihren Hunger unterdrücken und zweitens werden Sie Ihre Ruheenergieausgaben erhöhen. Das verbraucht Kalorien und hilft bei der schnelleren Gewichtsabnahme.

Essen Sie eine proteinreiche Diät

Eine eiweißreiche Ernährung ist bekannt dafür, dass sie das Verlangen nach Nahrung deutlich reduziert. Man fühlt sich länger satt und hat kein Verlangen nach Essen. Eine proteinreiche Ernährung hilft Ihnen auch beim Muskelaufbau, was wichtig ist, während Sie versuchen, Gewicht zu verlieren, da der Verlust von Muskelmasse während der Gewichtsabnahme höher ist.

Ablenkung erzeugen

Essen kann verlockend sein, besonders das, wonach man sich sehnt. Der beste Weg, dem Verlangen zu entgehen, ist, sich von solchen Nahrungsmitteln fernzuhalten. Wenn Sie sich versucht fühlen, etwas zu essen, dann ist eine Ablenkung der beste Weg, um sich davon abzuhalten, es zu essen. Ein schneller Spaziergang oder eine andere körperliche Aktivität ist ein guter Weg, um solche Gelüste zu vermeiden. Auch das Kauen von Kaugummi oder der Verzehr von kalorienarmen Nahrungsmitteln wie Gemüse kann Ihnen helfen, den Drang zu zügeln.

Planen Sie Ihre Mahlzeiten im Voraus

Planung ist der Schlüssel zu einem gesunden Leben. Wenn Sie sich für gesunde Lebensmittel entscheiden wollen, dann ist es am besten, im Voraus zu planen. Auf diese Weise bleiben Sie der Versuchung fern, sich für Fastfood oder verarbeitete Mahlzeiten zu entscheiden. Solche Lebensmittel werden nur das Verlangen nach mehr erzeugen und leere Kalorien in Ihrem System abladen. Wenn möglich, planen Sie Ihre Mahlzeiten im Voraus. Bereiten Sie gesunde Mahlzeiten zu und füllen Sie Ihren Kühlschrank mit Obst und Gemüse. Auf diese Weise können Sie der Versuchung widerstehen, die Abkürzungen wie Fast Food zu wählen. Geplantes Essen ist nahrhaft und hilft, den Drang nach mehr Essen zu unterdrücken.

Vermeiden Sie es, lange hungrig zu bleiben

Sie sollten gesunde Pausen zwischen den Mahlzeiten einhalten, aber nie lange hungern. Wenn Sie lange hungern, beginnt Ihr Körper, nach schneller Energie zu suchen. Wenn Sie in geplanten Zeitabständen essen, bleiben Sie satt, und Sie können Heißhungerattacken und Hungergefühle leicht vermeiden. Letztlich bleiben Sie satter und essen gesünder.

Stress vermeiden

Spannung kann starke Gelüste verursachen. Zusätzlich beginnt Ihr Körper bei Stress Cortisol freizusetzen, was zu einer Gewichtszunahme führen kann. Unter Stress greifen die Menschen zur Ess-Sucht und geben dem Verlangen nach. Der beste Weg, mit diesem Problem umzugehen, ist, Stress zu vermeiden. Nehmen Sie an gesunden Aktivitäten teil, wie z.B. am Umgang mit Freunden und Familie, an Spielen im Freien oder an anderen Freizeitaktivitäten. Das senkt Ihre Stresshormone, und Ihr Verlangen nach Essen geht zurück.

Achtsames Essen ist der Schlüssel

Die meisten von uns schenken dem Essen keine große Aufmerksamkeit. Es ist ein wichtiger Teil unseres Lebens und braucht unsere gebührende Aufmerksamkeit. Achtsames Essen hilft uns, kontrolliert zu essen. Wir verstehen auch die positiven und negativen Aspekte der Nahrung, die wir essen, und können ungesunde Nahrungsmittel leicht vermeiden. Es ist der beste Weg, impulsives Essen zu vermeiden. Halten Sie sich während des

Essens vom Fernseher oder Ihrem Smartphone fern. Essen Sie nicht, während Sie an Ihrem Laptop arbeiten oder mit jemandem sprechen, da Sie die Menge der Nahrung nicht beurteilen können. Wenn Sie bewusst essen, können Sie die Sättigung besser beurteilen.

Langsam essen

Wenn Sie hungrig sind, setzt Ihr Darm das Ghrelin-Hormon frei. Dieses Hormon signalisiert Ihrem Gehirn, dass es den Hunger herbeiführen soll. Wenn Sie essen, sinkt der Ghrelinspiegel und der Leptinspiegel steigt. Das Leptin-Hormon signalisiert Ihrem Gehirn, dass Sie sich zufrieden fühlen. Wenn Sie jedoch sehr schnell essen, können Ihre Leptinspiegel Ihrem Gehirn keine richtigen Signale geben. Die Wahrscheinlichkeit einer Überernährung steigt unter solchen Umständen. Wenn Sie langsam essen, hat Ihr Körper genü gend Zeit, um Sättigung zu spüren, und Sie können eine Überernährung leicht vermeiden.

Essen Sie nicht weiter, bis Sie sich satt fühlen. Es kann einige Zeit dauern, bis das Leptin-Hormon Ihrem Gehirn vollständig signalisiert, dass Sie satt sind. Hören Sie auf zu essen, wenn Sie sich etwas satt fühlen, denn nach einiger Zeit werden Sie sich vollständig satt fühlen. Ihr Körper braucht einige Zeit, um die gesamte Menge an Nahrung, die Sie gegessen haben, zu verarbeiten, und deshalb setzen die Signale etwas verspätet ein.

Schlaf ist wichtig

Schlafentzug kann einen starken Drang zum Essen erzeugen. Richtiger Schlaf ist nicht nur für Ihren Körper, sondern auch für Ihre Appetitsensoren wichtig. Wenn Sie gut schlafen, werden Sie sich weniger hungrig fühlen und Ihre Mahlzeiten auf gesunde Weise einnehmen können. Guter Schlaf hilft auch bei der richtigen Gewichtsabnahme, da die Freisetzung des menschlichen

Wachstumshormons (HGH) am stärksten ist, wenn Sie schlafen. Es ist eines der stärksten Hormone für die Fettverbrennung. Sie können im Schlaf mehr Fett verbrennen, als Sie sich vorstellen können.

Gesunde Mahlzeiten essen

Mahlzeiten, die mit leeren Kalorien gestapelt sind, machen nicht nur Lust auf mehr, sondern häufen auch Gewicht an. Eine ausgewogene Mahlzeit mit allen Makronährstoffen wird Ihnen helfen, Ihren Körper gesund zu erhalten und den Versuchungen zu entgehen. Ihre Mahlzeiten müssen ein gesundes Gleichgewicht von guten Kohlenhydraten, Eiweiß und gesunden Fetten aufweisen. Solche Mahlzeiten helfen Ihnen dabei, lange zufrieden zu bleiben. Nehmen Sie so viele Ballaststoffe wie möglich in Ihre Mahlzeiten auf. Ballaststoffe fördern Ihre Verdauung und halten Ihren Magen lange voll. Vollkorngetreide und Gemüse sind eine gute Quelle für Ballaststoffe. Wenn Sie Früchte lieben, versuchen Sie, sie in ihrem natürlichen Zustand zu essen, anstatt sie zu entsaften. Ganze Früchte enthalten viele Ballaststoffe, die gut für Sie sind.

Essen Sie, bevor Sie ausgehen

Sie können praktisch keine Kontrolle über die Lebensmittel haben, die Sie außerhalb des Hauses essen. Auf nüchternen Magen auszugehen ist eine schlechte Idee, da Sie in Versuchung geraten werden, zu essen. Auf diese Weise werden Sie am Ende ungesunde Dinge essen und sich nach mehr sehnen. Wenn Sie solchen Versuchungen ausweichen wollen, dann essen Sie immer, bevor Sie das Haus verlassen. Auch wenn Sie zum Einkaufen gehen, gehen Sie nie auf nüchternen Magen. Ein leerer Magen wird Sie dazu verleiten, Dinge zu kaufen, die für Sie ungesund sind. Sie werden viel klügere Entscheidungen über das Essen treffen, wenn Sie sich nicht sofort in Versuchung bringen, etwas zu essen.

Gewichtsverlust ist ein langfristiger Prozess. Es kann nicht über Nacht geschehen. Selbst wenn Sie schnell eine signifikante Gewichtsabnahme erreichen, wird es sehr schwierig sein, diesen Erfolg aufrechtzuerhalten. Die beste Möglichkeit, Gewicht zu verlieren und erfolgreich zu halten, besteht darin, gesunde Lebensmittel zu wählen, Heißhunger zu vermeiden und sich übermäßig zu ernähren.

Es ist ein Prozess, der Zeit, Geduld und Training erfordert. Es ist jedoch ein sehr nachhaltiger Prozess, da nichts für Sie tabu ist. Sie können ab und zu alles essen, was Sie sich wünschen. Diese Freiheit befreit Sie vollständig und Sie werden weniger anfällig dafür, verführerischen Nahrungsmitteln nachzugeben. Das hilft Ihnen auch bei der Ausübung von Binge Eating Phasen.

Sie müssen nur ein wenig Geduld haben und sich Ihr Essen genauer ansehen. Sehen Sie das Essen nicht als Ihren Feind, sondern betrachten Sie es als Partner bei Ihrer Gewichtsabnahme. Diese Sichtweise wird Ihnen sehr helfen, das Verlangen nach bestimmten Lebensmitteln zu unterdrücken.

Kapitel 5: Verringerung der Zuckeraufnahme - der wichtigste Schritt zur Gewichtsabnahme

Wenn es um Gewichtsverlust geht, kann nichts schädlicher sein als zugesetzter Zucker. Tatsächlich ist raffinierter Zucker die häufigste Ursache für Krankheiten in unserem Körper. Er führt zu Fettleibigkeit und allen anderen damit verbundenen Problemen wie Diabetes, Fettleber und Bluthochdruck.

Ein durchschnittlicher Amerikaner konsumiert jedes Jahr mehr als 145 Pfund Zuckerzusatz. Dabei wird die Menge an verstecktem Zucker, die man durch Brot, Kekse, Getreide, Cracker, Wein, Getränke und verarbeitete Lebensmittel konsumiert, nicht berücksichtigt.

Raffinierter Zucker erhöht Ihren Insulinspiegel. Dies ist ein Hormon, das Sie nicht in hohen Mengen in Ihrem Blut haben sollten, wenn Sie ernsthaft abnehmen wollen. Insulin hemmt die Freisetzung von fettspaltenden Hormonen. Mehrere fettverbrennende Hormone wie Adrenalin und HGH können nicht produziert werden, wenn Sie frei fließendes Insulin in Ihrem Blut haben.

Wenn Ihr Blutkreislauf eine hohe Menge an Insulin enthält, dann konzentrieren sich Ihre Fettspeicher nur auf die Fettspeicherung. Die Hauptarbeit des Insulins besteht darin, Ihre Körperzellen bei der Aufnahme von Glukose zu unterstützen. Sobald der Bedarf an leicht verfügbarer Glukose im Blutkreislauf vorbei ist, beginnt das Insulin, zusätzliche Energie in Form von Glykogen und dann als Fett zu speichern. Eine hohe Insulinausschüttung kann auch zu einer Insulinresistenz führen. Dies ist ein Zustand, in dem Ihre Zellen nicht mehr bereitwillig auf Insulin reagieren und Ihre

Bauchspeicheldrüse immer mehr Insulin abpumpen muss. Diese Insulinresistenz führt sogar zu Typ-2-Diabetes.

Ihr Bauchfett nimmt weiter zu, und Sie nehmen mehr Gewicht zu, wenn der Insulinspiegel hoch bleibt. Der häufigste Grund für solche Insulinausschüttungen ist Zucker.

Raffinierter Zucker ist ein großes Problem, da Ihr Körper ihn nicht direkt verarbeiten kann. Der in Früchten enthaltene Zucker ist Fruktose und Ihr Körper kann ihn leicht verarbeiten. Milch und Milchprodukte enthalten Zucker in Form von Laktose, und Ihr Körper kann auch diesen Zucker verarbeiten. Aber der raffinierte Zucker ist Saccharose, und Ihr Körper kann ihn nicht leicht verarbeiten. Er führt zu einem plötzlichen Anstieg des Energieniveaus und pumpt eine Menge leerer Kalorien.

Der beste Weg, Gewicht zu verlieren, ist die Entfernung von raffiniertem oder zugesetztem Zucker aus der täglichen Ernährung. Es ist zwar eine schwierige Sache, wenn Sie sich zu sehr auf verarbeitete Lebensmittel verlassen, aber dann wird auch das Abnehmen für Sie sehr schwierig werden. Wenn Sie auf Vollwertnahrung und natürliche Lebensmittel umsteigen, wird es leicht, die Zuckerabhängigkeit zu reduzieren.

Einige wirksame Wege zur Reduzierung der Zuckeraufnahme

Lesen Sie die Etiketten sorgfältig

Die vollständige Vermeidung von verarbeiteten Lebensmitteln kann für viele eine sehr schwierige und unpraktische Entscheidung sein. Sie können jedoch trotzdem versuchen, Zucker so weit wie möglich zu vermeiden. Lesen Sie beim Kauf eines Lebensmittels die Etiketten sorgfältig durch und achten Sie auf die Menge des in diesem Lebensmittel enthaltenen Zuckers. Die

Zutaten sind in der Reihenfolge ihrer Menge aufgeführt. Wenn der Zucker in der obersten Reihenfolge aufgeführt ist, ist es am besten, diesen Artikel zu vermeiden. Zucker kann mit verschiedenen Namen wie zugesetzter Zucker, Naturzucker, Sirup, Fruktose und anderen solchen Namen aufgeführt werden. Lassen Sie sich nicht irreführen und schauen Sie genau hin. Wenn er in der mittleren Reihenfolge oder in den unteren Rängen aufgeführt ist, dann ist dieser Lebensmittelartikel sicherer zu verzehren.

Nehmen Sie mehr Vollwertkost in Ihre Ernährung auf

Ganze Lebensmittel wie Obst, Gemüse und Vollkorn enthalten natürlichen Zucker und sind sehr gesund. Wenn Sie Vollwertnahrungsmittel in Ihre Ernährung aufnehmen, wird Ihre Abhängigkeit oder Ihr Verlangen nach zugesetztem Zucker zurückgehen. Vollkost enthält auch viele Ballaststoffe und Zucker, was die Verdauung fördert und dafür sorgt, dass Sie sich länger satt fühlen.

Gesüßte Getränke vermeiden

Gesüßte Getränke pumpen eine Menge Zucker in Ihr System. Sie würden nicht einmal die Menge an Zucker erkennen, die Sie allein durch das Trinken von zwei Dosen Soda konsumieren können. Alkohol wird eine Menge Zucker in Ihr System laden. Selbst gesüßter Kaffee oder Tee enthält viel Zucker. Das Energie- oder Gesundheitsgetränk, das Sie frei trinken, enthält ebenfalls viel raffinierten Zucker. Es passiert schnell, viel Zucker zu trinken, ohne dass man es merkt. Die beste Art, dies zu vermeiden, ist das Trinken von ungesüßten Getränken. Ungesüßte frische Limone oder schwarzer Tee und Kaffee ohne Zucker sind großartig, wenn Sie etwas trinken möchten.

Lassen Sie sich nicht von der Marke der natürlichen Süßstoffe mitreißen

Sie werden dem Verlangen nach Zucker erst dann entfliehen können, wenn Sie lernen, Zucker aus Ihrer täglichen Ernährung zu streichen. Natürliche Süßstoffe sind nur eine Ausrede und sollten vermieden werden. Die ersten paar Tage sind hart und Sie werden einen starken Drang verspüren, Zucker zu essen, aber mit der Zeit werden Sie weniger geneigt sein, ihn zu konsumieren. Menschen, die einfach glauben, dass die Umstellung auf Dinge, die natürliche Süßstoffe enthalten, eine bessere Option ist, essen am Ende mehr Zucker als nötig. Es so weit wie möglich zu vermeiden, ist die sicherste Option. Essen Sie frische Früchte, wenn Sie den Drang dazu verspüren.

Erhöhen Sie Ihre Proteinaufnahme

Eiweiß in der Nahrung ist sehr zufriedenstellend und gesund. Es hilft Ihnen, sich lange satt zu fühlen, und leitet Sie im Kampf gegen das Verlangen an. Eine eiweißreiche Ernährung hält lange an, so dass Sie das Verlangen nach Zucker nicht so leicht verspüren. Wenn Sie das Bedürfnis haben, zwischendurch etwas zu essen, ist das Knabbern von Nüssen eine bessere Option als die Suche nach Süßigkeiten und Schokoriegeln.

Gesunde Fette in Ihrer Ernährung erhöhen

Lebensmittel, die gesunde Fette enthalten, sind großartig. Sie halten Sie satt und erhöhen den Insulinspiegel nicht. Wenn Sie sich für gesunde Fette entscheiden, achten Sie darauf, dass Sie sich mehr auf Vollwertnahrungsmittel als auf Öle verlassen. Vollwertige Lebensmittel liefern Ihnen neben Fetten auch Ballaststoffe und andere Nährstoffe und helfen Ihnen auf ganzer Linie. Eine fettreiche Ernährung hilft Ihnen auch, das Verlangen nach Süßigkeiten zu zügeln.

Versuchung vermeiden

Der beste Weg, versehentlich auf zuckerhaltige Lebensmittel zu stoßen, ist, sie zumindest zu Hause außer Sichtweite zu lassen. Wenn Sie Schokolade und Süßigkeiten zu Hause haben, besteht die Chance, dass Sie sie in schwachen Momenten essen. Der beste Weg ist, sie loszuwerden. Je weniger Sie sie sehen, desto weniger geneigt werden Sie sein, sie zu essen.

Benutzen Sie keinen Zucker als Fluchtpolster

Zuckerhaltige Lebensmittel führen dazu, dass sich die Menschen entspannt fühlen. Deshalb neigen Menschen dazu, Süßigkeiten zu essen, um ihren Stresspegel zu senken. Dies ist ein oberflächlicher Weg, um Stress entgegenzuwirken. Wenn Stress ein Problem für Sie ist, dann sollten Sie sich verlässlicheren Beschäftigungen wie Sport, Spielen und anderen vergnüglichen Aktivitäten widmen.
Zuckerzusatz wird ein Problem bleiben, wenn Sie nicht damit umgehen können, es ist Zeit. Die beste Art und Weise, Gewicht zu verlieren, ist eine gesunde Art und Weise, zu lernen, Zucker endgültig loszuwerden.

Kapitel 6: Natürliche Nahrungsmittel zur leichten Gewichtsabnahme

Wir sind vielleicht nicht die älteste oder die primitivste Spezies auf dieser Erde, aber wir haben eine ziemlich lange Zeit durch dick und dünn überlebt. Die menschliche Rasse hat die "Schwarze Pest", Überschwemmungen und Hungersnöte, tödliche Krankheiten und eine Zeit, in der es keine Heilung gab, überlebt. Wir haben eine große Anzahl von Problemen im Zusammenhang mit dem Überleben erlitten, durch die wir segelten, aber Fettleibigkeit gehörte nie dazu. Dennoch stehen wir heute in dieser modernen Welt, unterstützt durch den ganzen medizinischen Fortschritt, einer Adipositas-Epidemie gegenüber und kämpfen darum, einen Ausweg zu finden.

Gegenwärtig sind 1,6 Milliarden Menschen auf der ganzen Welt entweder fettleibig oder übergewichtig, und das bei einer Bevölkerung von 7 Milliarden. Es ist das schwindelerregende Viertel der Menschheit, das von Gewichtsproblemen betroffen ist. Noch nie in der Geschichte war die gesamte Menschheit von einem solchen Problem betroffen. Wir alle wissen das, und trotz aller modernen medizinischen Ressourcen, die uns zur Verfügung stehen, sind wir nicht in der Lage, etwas dagegen zu tun.

Ist es einfach ein Zufall, dass die Menschheit jetzt mit dem Problem der Fettleibigkeit konfrontiert ist? Aller Wahrscheinlichkeit nach kann es kein Zufall sein. Fettleibigkeit ist eine direkte Folge unserer schlechten Nahrungswahl, der übermäßigen Abhängigkeit zu verarbeiteten Lebensmitteln und ungesunder Lebensgewohnheiten. Daher liegt die Lösung auch in der Korrektur desselben.

Der größte Grund für die Adipositas-Epidemie ist die übermäßige Abhängigkeit von verarbeiteten Lebensmitteln. Früher war unsere Nahrung einfach und unkompliziert. Wir aßen Lebensmittel, die ihrer natürlichen Form so nahe wie möglich kamen. Es war unverfälscht und unverarbeitet. Heute essen wir hochgradig verarbeitete Lebensmittel, die mit künstlichen Süßungsmitteln und Fetten verfälscht sind. Das macht uns fett und krank. Die Lösung des Problems liegt in der Korrektur unserer Lebensmittelwahl und der Rückkehr zu natürlichen Lebensmitteln.

Natürliche Lebensmittel können uns helfen, unser Gewicht in Schach zu halten und zu reduzieren. Wir konsumieren sie seit Tausenden von Jahren sicher und ohne Probleme mit dem Übergewicht. Natürliche Lebensmittel sind mit zahlreichen Vorteilen ausgestattet, die uns helfen, fit zu bleiben.

Einige der Vorteile des Verzehrs natürlicher Lebensmittel

Vollgepackt mit Nähstoffen

Natürliche Lebensmittel sind vollgepackt mit Nährstoffen und können uns bei der Gewichtsabnahme helfen. Lebensmittel in ihrer natürlichen Form sind sowohl mit Makronährstoffen als auch mit Mikronährstoffen beladen. Bei der Verarbeitung der Nahrung werden die Mikronährstoffe in der Nahrung abgebaut. Ohne die richtigen Mikronährstoffe verliert das Essen seine gesundheitlichen Vorteile. Eine Nahrung mit geringem Gehalt an Mikronährstoffen ist weniger erfüllend und führt somit zu einer Überernährung. Der Verzehr natürlicher Lebensmittel wie ganze Früchte, Gemüse und Vollkorn kann Ihnen helfen, die Mikronährstoffe und das Spurenmaterial zu erhalten.

Intakter Proteingehalt

Stark verarbeitete Lebensmittel verlieren ihren Proteingehalt. Entweder wird der Proteingehalt bei der Verarbeitung erodiert oder er wird sehr schwer verdaulich. Mehrere Studien haben gezeigt, dass die Verarbeitung von Lebensmitteln mehrere essentielle Aminosäuren wie Lysin, Tryptophan, Methionin und Cystein für den Körper weniger verfügbar macht. Der Zucker und die Fette in der verarbeiteten Nahrung reagieren mit dem Protein und machen es für die menschliche Verdauung komplex. Auf der anderen Seite ist natürliche eiweißreiche Nahrung reich an Eiweiß und kalorienarm, was sie für die Gewichtsabnahme besser geeignet macht.

Hohe Menge an Ballaststoffen

Fasern sind eines der wichtigsten Dinge, die beim Abnehmen helfen. Sie unterstützen Ihre Verdauung und regulieren Ihren Appetit. Natürliche Lebensmittel enthalten im Vergleich zu verarbeiteten Lebensmitteln viele Ballaststoffe. Das macht Naturkost zu einer guten Wahl für eine einfache Gewichtsabnahme.

Natürliche Lebensmittel erhöhen Ihre Essenszeit

Lebensmittel in ihrer natürlichen Form sind ballaststoffreicher und benötigen mehr Zeit zum Essen. Man muss sie mehr kauen, womit die Essenszeit steigt. Wir wissen, dass wir umso mehr zu essen bekommen, je länger wir uns mit dem Essen beschäftigen. Leptin, unser Sättigungshormon, wird in der Lage sein, die Sättigung des Gehirns auszulösen. Dadurch wird das Risiko einer Überernährung negiert. Verarbeitete Lebensmittel sind dagegen leicht zu essen, man kann sie also leicht überessen. Dies führt zu einer unnötigen Anhäufung von Kalorien.

Echte Lebensmittel sind vollgepackt mit Polyphenolen

Das Polyphenol in pflanzlichen Lebensmitteln ist eine reiche Quelle von Antioxidantien. Sie helfen Ihnen bei der Bekämpfung von Entzündungen und helfen auch bei der Gewichtsabnahme. Mehrere Flavonoide in den echten Nahrungsmitteln geben den Fettverbrennungshormonen einen echten Schub, und die Gewichtsabnahme wird leicht.

Kein raffinierter Zucker in natürlichen Nahrungsmitteln

Raffinierter Zucker ist die Ursache dieser Adipositas-Epidemie. Natürliche Vollwertnahrungsmittel können einen gewissen natürlichen Zucker enthalten, der jedoch völlig harmlos ist; sie enthalten jedoch keinen raffinierten Zucker. Dadurch eignen sich natürliche Lebensmittel am besten zur Gewichtsabnahme.

Raffinierter Zucker fügt nur leere Kalorien hinzu und macht Platz für Heißhunger. Je mehr natürliche Lebensmittel Sie konsumieren, desto größer ist die Wahrscheinlichkeit, dass Sie von Heißhunger verschont bleiben.

Null künstliche Transfette

Künstliches Transfett ist eines der gefährlichsten Geschenke der verarbeiteten Lebensmittelindustrie. Es wurde entwickelt, um die Haltbarkeit von Lebensmittelprodukten zu erhöhen, und es unterstützt direkt die Gewichts- und Bauchfettzunahme. Experimente haben gezeigt, dass Tiere, die Transfett einnahmen, viel schneller an Bauchfett zunahmen. Künstliche Transfette führen auch zu verschiedenen Komplikationen wie Typ-2-Diabetes, Herzkrankheiten und anderen Störungen. Natürliche Lebensmittel haben keine Transfette; sie sind völlig sicher. Verarbeitete Lebensmittel hingegen können als fettfrei verkauft werden, doch die darin verwendeten Öle entwickeln die negativen Eigenschaften.

Natürliche Lebensmittel sind voluminös, aber kalorienarm

Das Beste an natürlichen Nahrungsmitteln ist, dass man sie nach Herzenslust essen kann, ohne sich um den Kalorienvorrat zu kümmern. Natürliche Lebensmittel mögen zwar mengenmäßig mehr erscheinen, sind aber kalorienarm. Dagegen sind verarbeitete Lebensmittel reich an zugesetztem Zucker und liefern daher auch in kleinen Portionen mehr Kalorien. Sie nehmen schon durch den Verzehr kleiner Mengen verarbeiteter Lebensmittel an Gewicht zu.

Natürliche Lebensmittel sind nahrhaft, gesund und helfen bei der Gewichtsabnahme. Sie fügen Ihrem System keine leeren Kalorien hinzu und erfordern eine hohe Stoffwechselrate, um sie zu verbrennen. Dies ist die richtige Wahl für die Gewichtsabnahme. Wenn Sie wirklich ernsthaft abnehmen wollen, dann sollten Sie verarbeitete Lebensmittel weglassen und nicht die Kalorien in der Nahrung zählen. Es ist nicht die Menge der Nahrung, sondern die Qualität der Ernährung, die bei der Gewichtsabnahme mehr zählt.

Kapitel 7: Plan für natürliche Nahrungsmittel zur Gewichtsabnahme

Die Verzweiflung, Gewicht zu verlieren, hat eine Form von Panik angenommen. Die Menschen scheinen es eilig zu haben, schnell abzunehmen und sind bereit, dafür jeden Trick anzuwenden. Dies gibt der Gewichtsabnahmeindustrie die einmalige Gelegenheit, die Menschen in dem Glauben zu täuschen, dass sie durch Tricks abnehmen können.

Es gibt einige wichtige Dinge, die man sich merken muss, wenn man wirklich abnehmen will.

- ☒ Gewichtsabnahme ist sehr einfach. Es ist keine Herkulesaufgabe. Sie können Gewicht effektiv reduzieren, wenn Sie sich mit Herz und Verstand anstrengen.
- ☒ Halten Sie Ihren Energieverbrauch niedrig und versuchen Sie, mehr Kalorien zu verbrennen.
- ☒ Achten Sie mehr auf die Qualität der Nahrung als auf die Menge, da es Ihr Körper ist, der diese Nahrung später verarbeiten muss.
- ☒ Laufen Sie nicht dem Geschmack hinterher und entscheiden Sie sich für eine gesunde Lebensmittelauswahl.
- ☒ Eine ausgewogene Aufnahme der Makronährstoffe ist sehr wichtig. Sie müssen gute Nahrungsmittel wählen, um die Makronährstoffe zu erhalten.

Die 3 wichtigsten Makronährstoffe

Kohlenhydrate
Wählen Sie unraffinierte komplexe Kohlenhydrate

Vollkorn ist am besten, wenn es um den Verzehr von unraffinierten komplexen Kohlenhydraten geht. Sie sind voll mit Ballaststoffen und liefern neben Energie auch viele essentielle Spurenelemente. Kohlenhydrate ganz aus der Ernährung zu vernachlässigen, ist auf lange Sicht keine gesunde Politik.

Einige Lebensmittelexperten kategorisieren Kohlenhydrate als das Hauptübel und die Ursache von Gewichtsproblemen. Das ist nicht ganz richtig. Die Quelle der Kohlenhydrate ist das Hauptproblem. Wenn Sie Ihre Kohlenhydrate aus raffiniertem Mehl, Zucker und anderen solchen Dingen gewinnen, dann ist das definitiv schlecht. Allerdings sind Kohlenhydrate, die aus Vollkorn gewonnen werden, nicht nur gut, sondern auch essentiell.

Vollkorn, stärkehaltiges Gemüse, Hülsenfrüchte, Obst und Milchprodukte liefern Ihnen viele Kohlenhydrate. Neben den Kohlenhydraten erhalten Sie auch Ballaststoffe, essentielle Spurenelemente und Vitamine. Diese Makro- und Mikronährstoffe sind sehr wichtig für Ihre Gesundheit. Sie sollten jedoch daran denken, dass Kohlenhydrate eine einfache Energiequelle für Ihren Körper sind. Ihr Körper liebt es, mit Kohlenhydratbrennstoffen zu laufen, und solange er sich mit Kohlenhydraten versorgt, wird er nicht auf die Fettverbrennung umsteigen. Daher sollte der Kohlenhydratverbrauch nicht hoch sein. Sie sollten Kohlenhydrate in Maßen essen.

Grünes Blattgemüse und Kreuzblütler sind hier eine Ausnahme. Sie können sie in unbegrenzter Menge essen. Gemüse ist voluminös und bietet sehr wenig Kalorien. Sie fügen Ihrem Darm viele gesunde Ballaststoffe hinzu und sind reich an Vitaminen und Mineralien. Sie müssen täglich mindestens 5-7 Tassen Gemüse essen.

Ganze Früchte sind auch sehr gut. Sie enthalten viele Vitamine und Mineralstoffe, die für Ihre Gesundheit wichtig sind. Ein nährstoffarmer Körper kann niemals ein gesunder Körper sein. Sie würden die richtige Mischung aus Vitaminen und Mineralien aus natürlichen Quellen benötigen, und dafür sind Früchte hervorragend geeignet. Sie sind süß und schmackhaft. Sie machen das Essen köstlich. Sie helfen Ihnen, sich von künstlichen Süßungsmitteln fernzuhalten und verursachen keinen Heißhunger.

Milchprodukte sind ebenfalls unverzichtbar, und sie liefern auch Vitamine und Mineralien. Sie können Milchprodukte in moderaten Mengen konsumieren.

Protein

Eiweiß ist für Ihr Wachstum unerlässlich. Eine Gewichtsabnahme kann auch zu einem Muskelabbau führen, da der Körper bei Erschöpfung der Energiespeicher zuerst beginnt, Muskeln zu verbrauchen. Die Zufuhr von Proteinen ist wichtig, um den Verlust an Muskelmasse auszugleichen. Sie können pflanzliches und tierisches Eiweiß essen. Beide sind gut für Sie und haben ihre positiven Auswirkungen.

Tierische Proteine sind die überlegene Proteinquelle. Fisch, weißes Geflügelfleisch und mageres Fleisch sind die besten, wenn es um tierisches Eiweiß geht.

Fisch

Wild gefangene Salzwasserfische wie Lachs, Sardine, Hering, Makrele und Forelle gehören zu den am besten verzehrbaren Fischen. Sie sind reich an Proteinen und Omega-3-Fettsäuren. Sie versorgen Sie mit viel Eiweiß und helfen auch beim Abnehmen. Sie können aber auch andere Fische und Meeresfrüchte essen.

Frischer Fisch - nicht aus der Dose - ist unter allen Umständen der beste. Wenn Sie jedoch Fischkonserven kaufen möchten, sollten Sie sich für salzarme Sorten entscheiden.

Geflügel

Weißes Fleisch ist mager und man kann es frei essen. Hautloses Hühnerfleisch ist nicht nur schmackhaft, sondern auch gesund. Es enthält viel Eiweiß und ist leicht zu kochen.

Eier

Eier sind die besten, wenn es darum geht, Gewicht zu verlieren. Es enthält viel Eiweiß und Fett - eine perfekt ausgewogene Mischung, die für optimales Wachstum und Gewichtsverlust sorgt.
Mageres Fleisch

Wenn es um rotes Fleisch geht, muss man etwas vorsichtig sein. Die Gefahr des Überessens ist immer vorhanden. Denken Sie immer daran, dass Proteine ein wichtiger Bestandteil Ihrer täglichen Ernährung sein müssen, aber ein Überschuss an Protein würde auch eine Überlastung Ihres Körpers mit Kalorien bedeuten.

Proteine auf Pflanzenbasis

Es besteht kein Zweifel, dass Fleisch eine vergleichsweise reichhaltigere Proteinquelle ist. Pflanzliches Eiweiß hat jedoch seine eigenen, einzigartigen Vorteile. Pflanzliches Eiweiß, das aus Hülsenfrüchten und Linsen gewonnen wird, ist mit Phytonährstoffen und cholesterinsenkenden Fasern versetzt. Selbst wenn Sie sich also vegetarisch ernähren wollen, haben Sie viele Möglichkeiten, eine gesunde Dosis Protein zu erhalten.

Fett

Fett ist seit Jahrhunderten die Lieblingsspeise der Menschheit. Unser Körper bevorzugt Fett, da es eine reichhaltige und lang anhaltende Energiequelle ist, und das ist der Grund, warum unser Körper immer so sehr daran interessiert ist, Energie als viszerales Fett zu speichern. Gesunde Fette sind gut für Ihren Körper, da sie die geringste Menge an Insulinausschüttungen verursachen. Eine fettreiche Ernährung sorgt dafür, dass Ihr Körper schneller auf die Verbrennung des Fettbrennstoffs in Ihrem Körper umschaltet.

Sie können gesunde Fette aus fettem Fisch, Nüssen, Samen, Früchten wie Avocados, Käse, Eiern, Oliven usw. gewinnen.

Es ist immer am besten, minderwertige Fette wie hydrierte oder raffinierte Öle zu vermeiden. Versuchen Sie immer, die höchste Menge an Fetten über die Nahrung und nicht über das Öl zu konsumieren. Selbst Olivenöl in großen Mengen ist nicht gut. Wenn Sie fettreiche Lebensmittel konsumieren, nehmen Sie auch andere gesunde Dinge wie Ballaststoffe zu sich, die die Verdauung fördern.

Fettreiche Nahrung hält Sie lange satt und Ihre Nahrungsaufnahme geht zurück. Ihr Verlangen hat ein Ende, und Sie können ein besseres und zufriedeneres Leben führen.

Es gibt unbegrenztes Material, das überall verstreut ist, was die Anteile angeht, in denen Sie diese Makronährstoffe zu sich nehmen können. Mehrere Studien haben jedoch bewiesen, dass nicht die Menge der Nahrung, die Sie essen, für die Gewichtsabnahme entscheidend ist, sondern deren Qualität. Wenn Sie reichhaltige Qualitätsnahrung essen und sich damit zufrieden geben, wird Ihr Gewichtsverlust effektiver sein.

Der Schlüssel zu einer nachhaltigen Gewichtsabnahme ist eine ausgewogene Ernährung und ein positives Gefühl dabei. Je mehr Sie über Ihr Gewicht gestresst sind, desto langsamer wird Ihr Gewichtsverlust sein.

Kapitel 8: Einfache Ideen für Frühstück, Mittagessen und Abendessen

Rezepte für das Frühstück

Gemüse-Frittata

Ergibt 2 Portionen
Serviergröße: ½ Frittata

Zutaten:

- 1 Möhre, geschält und zerkleinert
- ½ Paprika, in dünne Scheiben geschnitten
- ½ Zwiebel, in dünne Scheiben geschnitten
- 5-6 Kirschtomaten, halbiert
- 2 Grünkohlblätter, entstielt und in dünne Scheiben geschnitten
- 5 Eier
- Schwarzer Pfeffer, frisch gemahlen
- Kokosnussöl zum Kochen

Kochanleitungen:

- Ofen auf 350ºF vorheizen.
- Gießen Sie etwas Kokosnussöl in eine 8-9 Zoll große, ofenfeste Pfanne. Stellen Sie sie auf mittlere Hitze.
- Sobald das Öl warm ist, geben Sie das gesamte in Scheiben geschnittene Gemüse in die Pfanne.
- Das Gemüse anbraten, bis es weich und braun ist.
- Während das Gemüse gekocht wird, verquirlen Sie die Eier in einer separaten Schüssel, bis sie schaumig sind. Frisch gemahlenen schwarzen Pfeffer würzen.

- ☒ Sobald das Gemüse weich und braun ist, die Eier langsam in die Pfanne geben.
- ☒ Die Hitze reduzieren und auf mittlerer bis niedriger Flamme 5-7 Minuten kochen lassen.
- ☒ Die Eier ohne Rühren kochen, bis sie in der Pfanne zu erstarren beginnen.
- ☒ Wenn sie fertig sind, geben Sie die Pfanne in den Ofen und backen Sie über 10 Minuten oder bis Sie eine goldbraune Schicht darauf bemerken.
- ☒ Nehmen Sie die Pfanne aus dem Ofen und schneiden Sie die Frittata zum Servieren in Scheiben.

Süßkartoffelröschen und Eier

Ergibt 2 Portionen
Portionsgröße: 2 Eier mit Süßkartoffelröschen

Zutaten:

- ☒ 1 große Süßkartoffel, geschält und zerkleinert
- ☒ 4 große Eier
- ☒ ¼ Teelöffel Zwiebelpulver
- ☒ ¼ Teelöffel Knoblauchpulver
- ☒ ½ Teelöffel Meersalz
- ☒ ½ Teelöffel getrocknete Petersilie
- ☒ ½ Teelöffel schwarzer Pfeffer, frisch gemahlen
- ☒ Kokosnussöl zum Kochen

Kochanleitungen:

- ☒ Mischen Sie die zerkleinerte Süßkartoffel mit den Gewürzen in einer großen Schüssel.

- Geben Sie etwas Kokosnussöl in eine große Pfanne und bringen Sie sie auf mittlere bis hohe Hitze.
- Geben Sie das Haschisch in die Pfanne und schwenken Sie es für eine kurze Zeit.
- Den Deckel abdecken und auf mittlere Hitze stellen.
- Lassen Sie die Süßkartoffeln mindestens 5-7 Minuten kochen. Immer wieder umrühren, um ein Anbrennen zu vermeiden.
- Die Süßkartoffelröschen auf zwei Tellern anrichten.
- Die Eier nach Belieben kochen.
- Genießen Sie ein schmackhaftes Frühstück mit Süßkartoffelröschen und Eiern.

Heiße Kürbis-Plätzchen

Ergibt 8 Portionen
Serviergröße: 2 Patties

Zutaten:

- 4 Tassen Kürbis, gut püriert
- ½ Tasse Grünkohl, gehackt
- ½ Tasse Mandelmehl
- 1 Esslöffel Sesamkörner
- 1 Esslöffel Chiasamen
- 1 Teelöffel Salz
- 1 Teelöffel Pfeffer
- 1 Teelöffel zerdrückter roter Pfeffer
- 1 Teelöffel Kurkuma
- ½ Teelöffel Kreuzkümmel
- 2 Eier, leicht geschlagen
- Kokosnussöl zum Kochen

Kochanleitungen:

- ☒ Ofen auf 350ºF vorheizen.
- ☒ Etwas Kokosnussöl in eine große Pfanne gießen und auf mittlere bis hohe Hitze bringen.
- ☒ Den gehackten Grünkohl hinzufügen, bis er knusprig wird.
- ☒ Nehmen Sie eine große Schüssel und gießen Sie das Kürbispüree hinein.
- ☒ Geben Sie die Kerne zusammen mit den gemahlenen Gewürzen in die Schüssel.
- ☒ Die Eier und den gekochten Grünkohl unter die Kürbismischung heben.
- ☒ Bereiten Sie ein Backblech vor und besprühen Sie es mit Antihaft-Kochspray.
- ☒ Haufenweise Esslöffel Kürbismischung auf das Backblech fallen lassen.
- ☒ Etwa eine halbe Stunde backen.
- ☒ Nehmen Sie die Teigtaschen heraus, wenn sie fest und goldbraun werden.
- ☒ Servieren Sie diese köstlichen Frikadellen warm.

Rezepte für das Mittagessen

Zucchini und Süßkartoffelkrapfen

Ergibt 2 Portionen
Serviergröße: 2 Beignets

Zutaten:

- ☒ 1 Tasse Süßkartoffeln, geschält und zerkleinert
- ☒ 1 Tasse Zucchini, zerkleinert
- ☒ 1 Ei, leicht geschlagen

- ½ Teelöffel getrocknete Petersilie
- ¼ tsp. Kreuzkümmel
- 1 Esslöffel Kokosnussmehl
- ½ Teelöffel Knoblauchpulver
- Meersalz und frisch gemahlener Pfeffer nach Geschmack
- Öl zum Kochen

Kochanleitungen:

- Um perfekt gebräunte Beignets zu erhalten, wringen Sie die Flüssigkeit aus den zerkleinerten Zucchini aus und lassen Sie sie einige Zeit auf einem Papiertuch stehen, um die restlichen Säfte aufzusaugen.
- Die Zucchinischeiben mit der zerkleinerten Süßkartoffel und dem Ei vermischen. Sehr gut mischen.
- Mischen Sie das Kokosnussmehl und die Gewürze in einer separaten Schüssel. Geben Sie diese Mischung in die Zucchinischale.
- Öl in einer Antihaft-Pfanne bei mittlerer bis hoher Hitze erhitzen.
- Teilen Sie Ihre Zucchinimischung in vier gleiche Portionen und lassen Sie sie in die Pfanne fallen.
- Drücken Sie die Zucchinimischung mit dem Spatel leicht an, aber nicht mehr als einen halben Zoll.
- Die Portionen kochen, bis sie goldgelb knusprig werden. Wenn sie von einer Seite fertig sind, drehen Sie sie um.
- Legen Sie sie auf einem Papiertuch aus, damit sie zusätzliches Öl aufnehmen können.
- Warm servieren.

Aromatische Hähnchenbisse

Ergibt 3-4 Portionen
Portionsgröße: 6-7 Hähnchenbisse

Zutaten:

- ☒ 1 Pfund Huhn, ohne Haut und Knochen
- ☒ ¼ Tasse Wasser
- ☒ ½ Tasse Mandelmehl
- ☒ ½ Teelöffel Cayennepfeffer
- ☒ ½ Teelöffel Paprika
- ☒ 1 Teelöffel Knoblauchpulver
- ☒ ½ Teelöffel zerdrückter roter Pfeffer
- ☒ ½ Teelöffel Chilipulver
- ☒ ½ Teelöffel Meersalz
- ☒ 2 Teelöffel italienisches Gewürz

Kochanleitungen:

- ☒ Ofen auf 400ºF vorheizen.
- ☒ Bereiten Sie ein Backblech vor und beschichten Sie es mit Antihaft-Spray.
- ☒ Bereiten Sie die Mandelmehl- und Gewürzmischung in einer Schüssel vor.
- ☒ In einer separaten Schüssel Ei und Wasser zusammen verquirlen.
- ☒ Das Huhn in mundgerechte Stücke schneiden.
- ☒ Jedes Hühnerstück in die Eimischung einlegen und dann in die Gewürzmischung fallen lassen.
- ☒ Wiederholen Sie den Vorgang mit allen Hühnerstücken.
- ☒ Beginnen Sie damit, die gewürzten Hähnchenstücke auf das Backblech zu legen.

- ☒ Lassen Sie die Stücke eine Weile auf einer Seite kochen und drehen Sie sie dann um.
- ☒ Backen Sie alle Stücke etwa eine halbe Stunde lang oder bis sie knusprig und goldbraun werden.
- ☒ Servieren Sie die leckeren Hähnchenstücke sofort.

Avocadosalat mit Eiern

Ergibt 2 Portionen
Serviergröße: 5-6 Unzen

Zutaten:

- ☒ 1 Avocado, reif
- ☒ 2 Eier, hartgekocht
- ☒ 1 Tomate, klein
- ☒ Etwas Koriander
- ☒ 1 frische Zitrone, entsaftet
- ☒ Meersalz und Pfeffer zum Abschmecken

Kochanleitungen:

- ☒ Schneiden Sie die Avocado, die Eier, die Tomate und den Koriander in kleine Stücke.
- ☒ Mischen Sie sie in einer Schüssel und fügen Sie Zitronensaft, Salz und Pfeffer hinzu.
- ☒ Schütteln Sie sie gut durch, damit der Zitronensaft, das Salz und der Pfeffer richtig vermischt werden.
- ☒ Servieren Sie sie auf Salat oder Babyspinat.

Abendessen

Karibischer Lachs

Ergibt 4 Portionen
Serviergröße: 4-6 Unzen Lachs

Zutaten:
- 2 Pfund Lachsfilets
- 1 Knoblauchzehe, gehackt
- 1 Teelöffel Meersalz
- 1 Teelöffel Paprika
- ½ Teelöffel schwarzer Pfeffer
- ½ Teelöffel Oregano
- ½ Teelöffel Kreuzkümmel
- ½ Teelöffel Zwiebelpulver
- ½ Teelöffel Chilipulver
- ¼ Teelöffel Thymian
- Kokosnuss-Öl

Mango-Salsa
- 1 reife Mango, gewürfelt
- 1 Avocado, gewürfelt
- ¼ Tasse Tomaten, gewürfelt
- ¼ Tasse rote Zwiebel, gewürfelt
- ¼ Tasse Koriander, gewürfelt
- 1 Jalapeno, entkernt und gewürfelt
- ½ Limette, entsaftet
- Salz nach Geschmack

Kochanleitungen:

- Bereiten Sie zuerst die Salsa vor. Mischen Sie alle Zutaten in einer Schüssel und kühlen Sie diese bis zum Bedarf ab.
- Die Grillpfanne vorheizen.
- Alle Gewürze in einer Schüssel gut vermischen.
- Die Lachsfilets mit dem Kokosnussöl gut bestreichen, wobei darauf zu achten ist, dass alle Seiten beschichtet sind.
- Reiben Sie die Gewürzmischung richtig auf den Fisch.
- Legen Sie die Lachsfilets mit der Hautseite nach unten auf die Pfanne.
- Zugedeckt ca. 3 Minuten kochen lassen.
- Die Lachsfilets vorsichtig umdrehen und die Hitze auf ein Minimum reduzieren.
- Erneut zudecken und ca. 5 Minuten kochen lassen.
- Servieren Sie die Lachsfilets auf dem Bett aus grünem Salat mit der Mango-Salsa.

Chicken Street Tacos

Ergibt 4 Portionen
Serviergröße: 1 Becher

Zutaten:

- ☒ 1 Pfund Hühnerfleisch ohne Knochen
- ☒ 1 Kopf Buttersalat
- ☒ 1 Dose gewürfelte Tomaten
- ☒ 1 Zwiebel, gewürfelt
- ☒ 1 Tasse Oliven, gehackt
- ☒ Koriander, gehackt
- ☒ Scharfe Soße
- ☒ 2 Esslöffel Taco-Würze

Kochanleitungen:

- ☒ Legen Sie das Huhn in einen Topf.
- ☒ Geben Sie die Tomatenwürfel zusammen mit der Taco-Würze in den Topf.
- ☒ Decken Sie den Topf zu und kochen Sie ihn, bis er zart und vollständig gegart ist. Dies sollte etwa zwei Stunden dauern.
- ☒ Nehmen Sie das Hähnchen heraus. Zerkleinern Sie es und servieren Sie es in Salatwickeln. Mit Zwiebeln, Koriander, Oliven und scharfer Sauce nach Ihrem Geschmack belegen.

Kapitel 9: Früchte zur nachhaltigen Gewichtsabnahme

Gesundes Essen ist ausgewogener und enthält keine künstlichen Süßungsmittel, die ihm Geschmack verleihen, dies kann manchmal langweilig werden. Es ist jedoch sehr wichtig, dass Sie Ihr Essen immer interessant halten, sonst würde es schwierig werden, es lange beizubehalten. Früchte sind unter solchen Umständen eine große Erleichterung. Früchte verleihen dem Essen Geschmack und machen es interessant. Sie haben die Möglichkeit, Ihrer Ernährung viele Früchte hinzuzufügen, und Ihre Gewichtsabnahme wird nicht mehr fad und langweilig bleiben.

Einige der Früchte, die Ihr Essen interessant machen und Ihnen immense Vorteile beim Abnehmen bieten, sind:

Apfel

Wir haben den uralten Spruch "Ein Apfel am Tag hält den Arzt fern" gehört. Es hat eine gewisse Bedeutung, wenn es um die Gewichtsabnahme geht. Der Apfel ist eine Superfrucht mit vielen Vorteilen. Der größte Vorteil des Verzehrs dieser knackigen und köstlichen Frucht ist, dass sie viele Ballaststoffe enthält. Sie sind schmackhaft und es gibt Ihnen einen Grund mehr, sie zu essen. Daneben sind Äpfel auch voller Antioxidantien und Phytonährstoffe. Sie helfen Ihrem Körper, freie Radikale in Ihrem Körper zu bekämpfen. Kontrollierte Studien haben gezeigt, dass der Verzehr von Äpfeln im Vergleich zu anderen Vollkorngetreidesorten wie Hafer zu einem erheblichen Gewichtsverlust führen kann.

Banane

Die Banane ist eine nährstoffreiche Frucht. Diese kaliumreiche Frucht kann als Ihr Retter kommen, wenn Sie ein starkes Verlangen nach Süßigkeiten haben. Durch diese süße Frucht fühlen Sie sich satter, ohne den Nachteil, dass Sie mit leeren Kalorien belastet werden.

Sie können sie zwischen den Mahlzeiten essen, wann immer Sie den Drang verspüren, etwas zu naschen. Sie ist gesund und nahrhaft.

Heidelbeere

Blaubeeren sind reich an Wasser und Ballaststoffen und eine ausgezeichnete Wahl für ein Gewichtsabnahmeprogramm. Der hohe Wasser- und Ballaststoffgehalt in dieser Beere hilft, den Appetit zu senken und unterstützt Ihre Bemühungen zur Gewichtsabnahme. Sie ist reich an Antioxidantien und hilft bei der Bekämpfung der freien Radikale. Sie hilft also nicht nur beim Abnehmen, sondern bietet auch antioxidative Eigenschaften.

Pampelmuse

Diese säuerliche Frucht ist eine ausgezeichnete Wahl, wenn Sie Ihren Appetit gut bewältigen wollen. Sie ist voller Ballaststoffe und der Verzehr von Grapefruit in ihrer natürlichen Form hilft Ihnen, Ihren Hunger in Schach zu halten. Durch diese säuerliche Frucht erhalten Sie auch viel Wasser und Ballaststoffe.

Birne

Wenn die Kontrolle des Heißhungers und die Kontrolle des Appetits eine Herausforderung für Sie ist, dann können Sie mit der Birne auf Gold stoßen. Das ist eine ballaststoffreiche Frucht, die Ihnen hilft, Ihre Verdauung in Gang zu halten. Die Ballaststoffe in Birnen helfen Ihrem Körper, die Nährstoffe aus allen anderen

Nahrungsmitteln ziemlich gut zu verdauen. Außerdem hilft sie Ihnen, Ihr Verlangen zu kontrollieren.

Granatapfel-Kerne

Diese Frucht hat einen erstaunlichen gesundheitlichen Nutzen sowie Fähigkeiten zur Gewichtsabnahme. Zunächst einmal ist der Granatapfel mit Kalium belastet. Für ein gesundes Leben braucht man täglich viel Kalium. Der regelmäßige Verzehr von Granatapfel kann Ihnen dabei helfen, diese Bedürfnisse zu befriedigen. Der Granatapfel ist auch mit Antioxidantien gefüllt, die die Durchblutung verbessern und die schädlichen LDL-Spiegel (Low-Density-Lipoprotein) senken. Der größte Vorteil des Granatapfels bei der Gewichtsabnahme liegt in seiner Fähigkeit, Ihren Stoffwechsel anzukurbeln. Hohe Mengen an Polyphenolen und Antioxidantien tragen zu einem besseren Stoffwechsel bei, und Sie sind in der Lage, Kalorien effektiver zu verbrennen. Diese süße Frucht hilft auch bei der Regulierung Ihres Appetits. Sie müssen in Betracht ziehen, diese Frucht in Ihrem Ernährungsplan zu behalten.

Orange

Diese Zitrusfrucht ist eine der besten, wenn es um die Gewichtsabnahme geht. Wenn Sie Ihren Stoffwechsel in Schwung bringen wollen, ist der Verzehr von Orangen die beste Strategie. Orangen sind mit Thiamin, Vitamin C und Folat gefüllt. Sie regen Ihren Stoffwechsel an und erhöhen Ihre Fähigkeit, Kalorien zu verbrennen. Wenn Sie sich nach Essen sehnen oder wenn Sie den süßen und würzigen Geschmack lieben, dann sind Orangen auch gut für Sie geeignet.

Als ein Wort der Vorsicht sollten Sie die Früchte essen, anstatt sie als Saft zu trinken. Das Fruchtfleisch und die Ballaststoffe sind am hilfreichsten für Ihren Körper, also sollten Sie sie nicht verschwenden.

Kiwi

Es ist ein Superfood und hervorragend zur Gewichtsabnahme geeignet. Es ist voll mit unlöslichen Ballaststoffen, die Ihre Verdauung sehr unterstützen. Es enthält auch viele lösliche Ballaststoffe, die Ihnen ebenfalls helfen, sich länger satt zu fühlen. Diese würzige, süße Frucht ist voll von Nährstoffen.

Papaya

Die Papaya ist die perfekte Frucht zum Abnehmen, da sie ein Enzym namens Papain enthält, das Ihrem Verdauungssystem hilft. Sie ist außerdem mit Antioxidantien, Flavonoiden und Vitamin C gefüllt, die Ihrer Gesundheit große Vorteile bringen. Sie müssen dies bei Ihrer täglichen Obstzufuhr berücksichtigen.

Guave

Sie ist eine wichtige Frucht auch für diejenigen, die aufgrund von Diabetes keine süßen Früchte essen können. Die Guave hat einen niedrigen glykämischen Index, so dass auch Diabetiker sie essen können. Sie ist reich an Ballaststoffen und hilft Ihrer Verdauung sehr. Wenn Sie viel Verstopfung haben, ist die Guave die Antwort auf Ihre Probleme. Der Ballaststoffgehalt der Guave steigert Ihren Stoffwechsel und hilft bei der Gewichtsabnahme.

Kapitel 10: Fettverbrennung sicherstellen und Muskelverlust durch richtiges Essen verhindern

Wenn Sie Gewicht verlieren und langfristig halten wollen, dann müssen Sie mehr tun, als nur einige Anpassungen vorzunehmen. Eine nachhaltige Gewichtsabnahme erfordert eine gesunde Veränderung Ihres Lebensstils. Eine Gewichtsabnahme kann nur dann nachhaltig sein, wenn Sie diese Dinge als Teil Ihres Lebensstils befolgen. Schnelle Tricks funktionieren in diesem Bereich nicht. Die meisten der erforderlichen Änderungen des Lebensstils sind einfache gesunde Gewohnheiten. Sie würden weder viel Zeit noch Mühe erfordern. Sie müssen sie einfach nur aufmerksam befolgen. Sie werden sehen, dass das Abnehmen und Halten von Gewicht nie so einfach war.

Wichtige Dinge, die zu befolgen sind

Täglich ausreichende Mengen an Protein essen

Wenn Ihr Körper mit dem Katabolismus oder dem Prozess des Essens selbst zur Gewichtsreduktion beginnt, schneidet er einfach kein Fett ab, es kommt auch zu einem erheblichen Verlust an Muskelmasse. Das ist unvermeidlich, aber nicht gefährlich, wenn Sie bereit sind, die verlorenen Muskeln durch eine angemessene Proteinzufuhr zu ergänzen.

Sie müssen mindestens 56 Gramm Eiweiß für Männer und 46 Gramm Eiweiß für Frauen essen. Sie können leicht so viel Protein essen, ohne dass Sie sich auf irgendetwas konzentrieren müssen. Eine kleine Portion Fleisch von der Größe Ihrer Handfläche enthält viel mehr Eiweiß als das.

Sie sollten sich auf den Verzehr von hochwertigem Eiweiß konzentrieren. Fisch, Eier, mageres Fleisch, Geflügel, Linsen, Tofu und Milchprodukte - sie alle haben das erforderliche Eiweiß. Wichtig ist, dass Sie die tägliche Dosis an Eiweiß nie verpassen.

Essen Sie viel und viel Obst und Gemüse

Obst und Gemüse sind Ihre besten Partner, wenn es um die Gewichtsabnahme geht. Sie sind kalorienarm und haben einen hohen Gehalt an Ballaststoffen, Mineralien, Vitaminen und Nährstoffen. Sie helfen Ihnen auch, Hunger und Heißhunger in Schach zu halten. Sie machen Sie satter und gesättigter, ohne Sie mit zusätzlichen Kalorien zu belasten.

Denken Sie daran, dass es bei einer gesunden Gewichtsabnahme nicht nur darum geht, Ihre Kalorienzufuhr zu reduzieren, sondern auch darum, sich gut und zufrieden zu fühlen. Wenn Sie viel Obst und Gemüse zu sich nehmen, werden Sie nie das Gefühl haben, dass Sie selbst hungern, weil Sie etwas Gewicht verloren haben. Dieses Gefühl der Zufriedenheit wird Ihnen beim Abnehmen viel mehr helfen als manche Kalorienentzugtechnik.

Reduzieren Sie Ihre Kohlenhydrataufnahme

Kohlenhydrate liefern Ihrem Körper auf einfache Weise Energie. Sie sind die Hauptenergiequelle für Ihr System. Eine hohe Aufnahme von Kohlenhydraten kann jedoch Ihre Bemühungen zur Gewichtsabnahme behindern. Hier sollte ein empfindliches Gleichgewicht eingehalten werden. Sie sollten den Verzehr von raffinierten Kohlenhydraten vermeiden und auf unraffinierte komplexe Kohlenhydrate wie Vollkorn umsteigen. Sie sind langsam verdaulich und senken das Risiko einer übermäßigen Kalorienzufuhr. Das vollständige Vermeiden von Kohlenhydraten kann schwierig sein, da die Auswahl an Nahrungsmitteln zu stark eingeschränkt wird. Vollkornvergasernahrung enthält auch einige wichtige Spurenelemente. Essen Sie also Kohlenhydrate in Maßen und halten Sie sich von raffinierten Kohlenhydraten fern.

Kardio-Übungen durchführen

Herzübungen sind die besten, wenn es darum geht, Kalorien zu verbrennen und die magere Muskelmasse zu erhalten.
Sie sollten mindestens 150 Minuten Herz-Kreislauf-Training pro Woche anstreben. Die Durchführung von Cardio bei mittlerer Intensität hilft bei der Erhöhung der Herzfrequenz und der Atmung. Überanstrengen Sie sich jedoch nicht.
Gehen oder Laufen, Radfahren, Schwimmen oder Tanzen sind gute Cardio-Übungen.

Krafttraining

Der beste Weg, um Muskelmasse zu erhalten und magere Muskelmasse aufzubauen, ist das Krafttraining.
Gewichtstraining oder Krafttraining sollte nur für 20-30 Minuten am Stück durchgeführt werden.
Sie sollten versuchen, bei jedem Training an jedem wichtigen Muskel zu arbeiten.
Aktivitäten wie Gewichtheben, isothermische Übungen, Yoga und Pilates sind gut für Sie.
Sie sollten das Krafttraining mit niedrigen Gewichten beginnen und dann das Gewicht mit jeder Wiederholung erhöhen. Der Beginn der Routine mit schweren Gewichten kann zu Verletzungen führen.
Üben Sie das Krafttraining mindestens im Abstand von einem Tag aus. Das gibt Ihren Muskeln Zeit, sich zu erholen.

Ausreichend schlafen

Schlaf ist sehr wichtig, wenn es um die Gewichtsabnahme geht. Schlafmangel kann zu Stress führen und Ihr Gewichtsverlust kann zum Stillstand kommen. Eine angemessene Schlafzeit gewährleistet auch die optimale Freisetzung von HGH, einem wichtigen Fettverbrennungshormon.

Schlafmangel wirkt sich negativ auf Ihre Gesundheit und Ihren Gewichtsverlust aus.

Wenn Sie einen gesunden Lebensstil und ein gesundes Ernährungsprogramm befolgen, können Sie sicherstellen, dass Sie gleichmäßig abnehmen und Ihr Gewicht halten. Es ist eine langfristige Maßnahme und stellt sicher, dass Sie nicht nur Gewicht verlieren, sondern auch glücklich und zufrieden bleiben. Wenn Sie einen gesunden Lebensstil verfolgen, werden Sie Gewicht verlieren und auch magere Muskelmasse gewinnen. Der Schwerpunkt Ihres Lebens sollte jedoch nicht nur auf der Gewichtsabnahme und dem Glücklichsein liegen. Versuchen Sie, auf jede erdenkliche Art und Weise Ihr Glück zu finden. Je glücklicher und zufriedener Sie bleiben, desto leichter wird es Ihnen fallen, abzunehmen und fit zu bleiben.

Schlussfolgerung

Danke, dass Sie bis zum Ende dieses Buches durchgehalten haben. Wir hoffen, dass es informativ war und Ihnen alle Hilfsmittel zur Verfügung stellen konnte, die Sie zur Erreichung Ihrer Gewichtsabnahmeziele benötigen.

Übergewicht ist ein Thema, aber es ist nicht etwas, das Sie nicht ohne Panik bewältigen können. Es wird schwierig sein, unter Stress und Belastung Gewicht zu reduzieren. Eine Gewichtsabnahme unter Diäten und strengen Ernährungsplänen bringt nicht die gewünschten Ergebnisse.

Dies sind die wichtigsten Dinge, die Sie verstehen müssen, bevor Sie Ihre Reise zur Gewichtsabnahme beginnen.

Der Kampf gegen das Essen ist nicht der richtige Weg, Gewicht zu verlieren. Dieses Buch hat versucht, diese sehr einfache Tatsache zu erklären. Wenn Sie effektiv abnehmen und Ihr Gewicht über einen längeren Zeitraum halten wollen, dann kann dies nur durch die richtige Wahl der Nahrungsmittel geschehen. Gewichtsabnahme ist ein umfassender Prozess. Sie müssen Ihre Handlungen zusammenführen. Eine nachhaltige Gewichtsabnahme erfordert eine positive Änderung der Lebensweise und der Essgewohnheiten.

Dieses Buch hat versucht zu zeigen, dass dies nicht schwierig ist. Sie können Ihre Lebensmittelauswahl leicht positiv verändern, und das wird sich stark auf Ihr Gewicht auswirken.

Die Auswahl der richtigen Art von Lebensmitteln ist wichtiger als eine übermäßige Vorsicht bei der Anzahl der Kalorien, die man zu sich nimmt. Kalorienreduzierte Diäten können keine langfristigen

Auswirkungen auf Ihr Gewicht haben. Wenn Sie Ihr Gewicht reduzieren wollen, müssen Sie lernen, die Eigenschaften der Lebensmittel, die Sie essen, zu verstehen und zu akzeptieren.

Dieses Buch wirft ein Licht auf die gesunden Lebensmittel, die in eine Diät zur Gewichtsreduktion aufgenommen werden sollten. Es erklärt auch, wie sich die richtigen Lebensmittel auf Ihr Übergewicht auswirken können.

Die meisten Menschen haben den Kampf um den Gewichtsverlust an der falschen Front geführt. Sie haben viel Zeit damit verbracht, Kalorien und Fett zu zählen, während der wahre Übeltäter verarbeitete Lebensmittel und raffinierter Zucker waren. Dieses Buch erklärt, auf welche Weise raffinierter Zucker Ihr Gewicht erhöht und Ihre Pläne zur Gewichtsabnahme zum Scheitern bringt. Wenn Sie gegen die Gewichtsprobleme gewinnen wollen, dann sollten Sie die leeren Kalorien beobachten, die Sie durch sie in Ihr System abladen.

Das Hauptziel dieses Buches ist es, Ihnen die wahre Ursache des Problems der Fettleibigkeit und die Möglichkeiten, ihr zu begegnen, bewusst zu machen.

Sie können Ihre Gewichtsabnahmeziele sehr gut erreichen, wenn Sie sich gesund ernähren und so naturnah wie möglich bleiben. Je mehr Sie die Natur in Ihre Nahrung einbeziehen, desto besser wäre Ihre Gewichtskontrolle. Letztlich müssen Sie daran denken, dass Sie nicht gewinnen können, wenn Sie gegen Ihren Körper handeln. Verhungern ist nicht der richtige Weg, um gesund zu werden. Wenn Sie wirklich fit werden wollen, dann müssen Sie wieder zu einer gesunden Ernährung zurückkehren, und der Rest würde sich von selbst regeln.

Wie man Bauchfett verliert Auf Deutsch/ How to lose belly fat In German:

Ein kompletter Leitfaden zum Abnehmen und Erreichen eines flachen Bauches

Einführung

Herzlichen Glückwunsch zum Herunterladen von Wie man Bauchfett verliert: Ein kompletter Leitfaden zum Abnehmen und Erreichen eines flachen Bauches und vielen Dank dafür.

In den folgenden Kapiteln werden die besten Praktiken besprochen, die erforderlich sind, um Gewicht zu verlieren, fit zu werden und einen gesünderen Lebensstil zu führen. Es gibt hier keine Spielereien. Mit harter Arbeit und Entschlossenheit können Sie , bevor Sie merken, was gescheiht, einen flachen Bauch bekommen!

Es gibt viele Bücher zu diesem Thema auf dem Markt, vielen Dank noch einmal, dass Sie sich für dieses Buch entschieden haben! Es wurde alles getan, um sicherzustellen, dass es mit so vielen nützlichen Informationen wie möglich gefüllt ist, wir wünschen Ihnen viel Spaß und Erfolg!

Kapitel 1: Willkommen

Jeder hat etwas an seinem Körperbau, das er verändern möchte. Nur 8 % der Amerikaner sind mit ihrem Körperbau zufrieden. Denken Sie also daran, dass Sie auf dieser Reise zu einem dünneren Sie nicht allein sind. Tatsächlich leiden in den USA mehr als 50% der Männer und 70% der Frauen zwischen 50 und 79 Jahren an einer Erkrankung, die als "abdominale Fettleibigkeit" bezeichnet wird. Unabhängig von Ihrem Alter ist die Gewichtszunahme im 21. Jahrhundert zu einer Epidemie geworden. Dies ist darauf zurückzuführen, dass wir von fettreicher, verarbeiteter Nahrung umgeben sind, die uns zu jeder Tages- und Nachtzeit zur Verfügung steht. Als vielbeschäftigte Erwachsene kann es schwierig sein, sich auf einige der wichtigsten Aspekte unseres Lebens, wie unsere Gesundheit, zu konzentrieren. Es ist leicht, sich in den alltäglichen Prioritäten zu verfangen. Dann vergessen wir, was es braucht, um eine gesunde Ernährung und ein gesundes Bewegungsprogramm zu erreichen und beizubehalten. Dies gilt insbesondere, wenn es sich um Bauchfett handelt. Es kann schwierig sein, der Versuchung eines bequemen, schmackhaften Essens zu widerstehen, aber mit der richtigen Einstellung ist alles möglich.

Wie wir wissen, wird jedes unerwünschte Fett als ein Hindernis angesehen, aber es kann besonders schwierig sein, das Bauchfett loszuwerden. Bauchfett kann jedoch mehr als nur ein unangenehmes Ärgernis sein. Es ist auch unglaublich schlecht für die Gesundheit. Bauchfett, auch als viszerales Fett bezeichnet, ist ein großer Risikofaktor für Schlaganfall, Typ-2-Diabetes, Herzkrankheiten und Bluthochdruck. Mit viszeralem Fett wird das Fett bezeichnet, das sich tief unter der Haut ansammelt. Es sitzt direkt auf Ihren Bauchmuskeln, wodurch es schwierig ist, sie zu fühlen oder zu sehen. Die meisten Gesundheitsorganisationen verwenden den BMI (Body-Mass-Index), um das Risiko von fettbezogenen Erkrankungen vorherzusagen und Ihr Gewicht zu bestimmen. Sie können Ihren BMI auf zwei verschiedene Arten berechnen. Sie können online Rechner finden, um Ihren BMI zu bestimmen, oder Sie können Ihr Gewicht in Kilogramm durch Ihre Körpergröße in Quadratmetern dividieren. Ein BMI von 27,3 gilt als Übergewicht bei Frauen, ein BMI von 27,8 bei Männern als Übergewicht. Lassen Sie sich von den Zahlen nicht einschüchtern. Unabhängig von Ihrem BMI haben Sie den richtigen Schritt unternommen, um einen fabelhaft getrimmten Bauch und eine gesündere Lebensweise zu haben.

Es ist leicht zu glauben, dass Bauchfett das hartnäckigste Fett ist, das es zu besiegen gilt. Das ist etwas, das die meisten von uns schon seit Jahren wissen, aber warum ist es so schwer, davon loszukommen und sich davon fernzuhalten? Wissenschaftler behaupten, dass Bauchfett schwerer zu verlagern ist als jedes andere Körperteil. Das liegt daran, dass die Fettzellen im Bauch nicht so schnell auf den Fettverbrennungsprozess, die so genannte Lipolyse, reagieren. Kombiniert man dies mit einem vollen Terminkalender und unendlich vielen ungesunden Möglichkeiten, so hat man ein hartnäckiges Bauchfett, das unmöglich zu verlieren scheint.

Natürlich ist eine Diät nicht die einzige Komponente, um das Speck zu bekämpfen. Bewegung spielt eine große Rolle bei der Fettverbrennung und dem Muskelaufbau. Unabhängig davon, was Sie online sehen, werden Sie bei 100 Sit-ups pro Tag keinen flachen Bauch bekommen. Nicht einmal die hochmodernen Bauchmuskelapparate, die Sie in den nächtlichen Werbespots sehen, werden Ihnen ohne Hilfe die gewünschten Ergebnisse liefern. Um ehrlich zu sein, ist die Kombination aus konsequenter Ernährung und Bewegung der einzige Weg, um den steinharten

Körper zu erreichen, den Sie sich seit Jahren vorgestellt haben. Denken Sie einfach daran, dass Ernährung und Bewegung nicht langweilig sein müssen. Finden Sie eine Aktivität, die Ihnen Spaß macht, und Nahrungsmittel, die Sie lieben, um den Übergang so viel einfacher zu gestalten. Selbst wenn Sie einen Freund als Begleiter für die Reise gewinnen, kann aus einer lästigen Aufgabe eine tolle Zeit werden! Sie haben Glück, dass diese Gilde Sie mit all dem Wissen versorgt, das Sie benötigen, um mit Ihrer neuen Ernährungs- und Bewegungsroutine erfolgreich zu sein.

Jetzt weiß ich, was Sie denken. Wir alle haben diese Diäten gesehen, die behaupten, die Wunderlösung für Ihre Gewichtsabnahmeprobleme zu sein. Sie beinhalten in der Regel unorthodoxe Methoden wie die Flüssigdiät oder die "Crazy for Cabbage"-Diät. Auch wenn es Hunderte von Diäten gibt, die in den Medien kursieren und die behaupten, Sie würden über Nacht schlank werden, enden Sie am Ende immer enttäuscht und hungrig. Leider gibt es keine magische Lösung für den Verlust von Bauchfett, die in diesem Buch versteckt ist. Wie die meisten Dinge wird der Lohn für Ihren perfekten Körper von harter Arbeit und Beständigkeit kommen. Die Bewältigung dieser Veränderung der Lebensweise wird kein Spaziergang sein, aber das Schwierigste ist die Entscheidung, den ersten Schritt zu tun. Nehmen Sie sich einen Moment Zeit, um sich zu gratulieren, dass Sie sich einem fitteren, glücklicheren Menschen verschrieben haben!

Unabhängig von Ihrer Erfahrung mit Diät und Bewegung wird Ihnen How to Lose Belly Fat: A Complete Guide to Losing Weight and A Achieving A Flat Belly die Grundlagen des Abnehmens und des Haltens von Übergewicht beibringen. Egal, ob Sie versuchen, diese sexy Figur wiederzuerlangen oder abzunehmen, um in das perfekte Kleid für einen besonderen Anlass zu passen, dieser Leitfaden wird Ihnen die Informationen geben, die Sie benötigen, um Ihre Ziele zu erreichen und dabei fantastisch auszusehen! Wenn Sie sich durch das Buch bewegen, werden Sie sehen, dass wir die Bestandteile eines gesunden Lebensstils aufgeschlüsselt haben, der auf die Beseitigung von viszeralem Fett ausgerichtet ist. Wir haben es auf einfache, leicht verständliche Abschnitte reduziert, die Sie motivieren und beschäftigen werden. Sie lernen die Grundlagen hinter Fett und Kalorien, wie Ihr Stoffwechsel funktioniert und wie Sie damit arbeiten können, die richtige Art von Bewegung und Ernährung, die Sie brauchen, um Ihren flachen Bauch zu schaffen und zu erhalten, was Sie NICHT essen sollten und welche körperlichen Veränderungen Sie beim Übergang in Ihren neuen Körper erwarten können.

Wenn Sie bereit sind, einen flachen Bauch zu bekommen, etwas über Nahrungsmittel zu lernen, die Sie antreiben, in allem erstaunlich aussehen und ein selbstbewussterer Mensch werden, dann halten Sie sich für die Fahrt fest! Dieser Leitfaden wird Ihnen einen natürlichen Ansatz für den Fettabbau vermitteln und Ihnen im Handumdrehen den Kopf verdrehen!

Kapitel 2: Verständnis von Bauchfett und Kalorien

Den biologischen Prozess verstehen

Ökologisch gesehen sind unsere Körper zum Überleben konzipiert. Als wir vor Tausenden von Jahren jagten und nach Nahrung suchten, waren zusätzliche Fettreserven für ein langes Leben von entscheidender Bedeutung. Jetzt, wo wir an jeder Ecke Restaurants haben, bewirken die Mechanismen, die einst zum Überleben entworfen wurden, das Gegenteil. Der Mensch ist fest verdrahtet und liebt Zucker und Fett. Das liegt daran, dass Zucker und Fette einst als leichte Energiereserven genutzt wurden, die unsere Vorfahren am Leben erhielten. Fett und Zucker wiegen weniger als Muskeln, so dass unser Instinkt uns sagt, jede Gelegenheit zu nutzen, um uns an fetthaltigen, zuckerhaltigen Nahrungsmitteln zu laben, um nicht zu verhungern. Das ist auch der Grund, warum Zucker und Fette so gut schmecken. Jetzt haben wir einen Verdauungstrakt, der darauf ausgerichtet ist, so viele überschüssige Kalorien wie möglich zu speichern, was in einer Gesellschaft, in der fast alles kalorienreich ist, bedauerlich ist. Auch wenn unser Körper gezwungen ist, Übergewicht zu halten, wie z.B. Bauchfett, bedeutet das nicht, dass wir uns nicht wehren können.

Was ist der Unterschied zwischen Kalorien und Fett?

Der erste Schritt zum Verständnis der Gewichtsabnahme ist die Anerkennung des Unterschieds zwischen Fett und Kalorien. Fette sind für das menschliche Leben unerlässlich. Es ist einer der sechs Nährstoffe, die für einen gesunden Körper und Geist erforderlich sind, zusammen mit Kohlenhydraten, Proteinen, Wasser, Vitaminen und Mineralien. Drei der sechs essentiellen Nährstoffe versorgen den Körper mit Kalorien. Das sind Proteine,

Kohlenhydrate und Fette. Kalorien sind Maßeinheiten, die als die Menge an Energie kategorisiert sind, die bei der Verarbeitung von Nahrung durch unseren Körper freigesetzt wird. Der Körper speichert überschüssige Kalorien in Fettzellen, von denen wir eine unendliche Anzahl haben. Je höher die Kalorienzahl, desto mehr Energie kann die Nahrung für unseren Körper bereitstellen. Wenn wir mehr Kalorien verbrauchen, als wir benötigen, speichert unser Körper sie als Fett.

Fett verstehen

Fett hat eine Vielzahl von Funktionen im menschlichen Körper. Fett kann an anderen Orten als dem Bauchbereich gespeichert werden, wie z.B. in der Leber und im Skelettmuskel. Fett ist für die Regulierung der Hormonproduktion, den Transport von Vitaminen und Mineralien im Körper, die Bereitstellung der Zellstruktur und den Schutz lebenswichtiger Organe verantwortlich. Es dient als Energiequelle für die Unendlichkeit der Zellfunktionen und ist sogar für etwa 70% der Energie verantwortlich, die für die Körperfunktionen im Ruhezustand verbraucht wird. Natürlich können wir ohne Fettnährstoffe nicht überleben.

Verschiedene Arten von Fett

Vielleicht haben Sie im Laufe Ihres Lebens die Worte "gesättigt" oder "trans-Fett" gesehen oder gehört, aber was bedeuten sie eigentlich? Trans-Fette sind Fette, die aus Öl hergestellt werden, das durch eine Methode der Lebensmittelverarbeitung, die als partielle Hydrierung bezeichnet wird, entsteht. Sie finden diese Art von Fetten in allen verarbeiteten Lebensmitteln, wie z.B. Fastfood. Diese Fette haben die Tendenz, den Gehalt an gutem Cholesterin oder High-Density-Lipoprotein (HDL) zu senken und den Gehalt an schlechtem Cholesterin oder Low-Density-Lipoprotein (LDL) zu erhöhen. Ein hoher Cholesterinspiegel steht in direktem Zusammenhang mit Herzkrankheiten und natürlich mit der Gewichtszunahme.

Leider enthalten viele der Lebensmittel, die wir für köstlich halten, gesättigte Fettsäuren. Sie sind kalorienreich mit wenig bis gar keinem Nährwert. Beispiele für diese Lebensmittel sind Speck, Wurst, Kartoffelchips und Hamburger. Eiweißquellen, insbesondere Milchprodukte, und rotes Fleisch enthalten gesättigte Fette. Es ist wichtig zu verstehen, welche Art von Eiweiß Ihrem Gewichtsverlust zugute kommt, im Gegensatz zu der Art von Eiweiß, die Ihren Fortschritt behindern kann. Um einen flachen Bauch zu erreichen, sollten Sie Ihr Eiweiß aus magerem Fleisch oder Gemüse und Hülsenfrüchten wie Bohnen, Linsen und Tofu gewinnen.

Auch wenn Fett einer der drei wesentlichen Nährstoffe ist, die uns mit Energie versorgen, hat es mehr als doppelt so viele Kalorien pro Gramm wie die beiden anderen Nährstoffe. Ein Gramm Kohlenhydrate oder Eiweiß würde etwa 4 Kalorien liefern, während ein Gramm Fett 9 Kalorien enthält. Im Grunde genommen kann man für die Hälfte der Kalorien von Fett die gleiche Menge an Kohlenhydraten oder Eiweiß essen. Die einfache Erklärung für das Erreichen Ihrer Gewichtsabnahmeziele könnte darin bestehen, nur fettarme Lebensmittel zu essen, und obwohl der Verzehr weniger fettreicher Lebensmittel dazu beiträgt, Pfunde zu verlieren, reicht dies nicht aus. Selbst wenn Sie kalorienarme, fettfreie Lebensmittel essen, können überschüssige Kalorien für den Wickler gehortet werden, vor allem in Ihrem Bauch. Sie müssen genau darauf achten, wie viele Kalorien Sie von allen drei Nährstoffarten täglich zu sich nehmen. Um Gewicht zu verlieren, müssen Sie ein Kaloriendefizit haben, das Sie dadurch erreichen können, dass Sie mehr Kalorien verbrennen als Sie verbrauchen.

Nicht alle Arten von Fett sind schlecht für Sie. Ungesättigte Fette stammen aus Pflanzenölen, Nüssen und Samen. Ungesättigte und einfach ungesättigte Fette tragen dazu bei, den guten Cholesterinspiegel zu erhöhen und gleichzeitig den schlechten Cholesterinspiegel zu senken. Sie liefern wichtige Nährstoffe, die es den Zellen ermöglichen, fettlösliche Vitamine wie Vitamin D zu absorbieren. Mehrfach ungesättigte Fette sind auch eine gesunde Alternative zu gesättigten und Transfettsäuren. Omega-3 und Omega-6 gehören zu den mehrfach ungesättigten Fetten, die für die Regulierung des Blutdrucks von größter Bedeutung sind. Sie sollten Ihre tägliche Aufnahme von gesättigten Fetten durch ungesättigte Fette wie einfach und mehrfach ungesättigte Nährstoffe ersetzen. Sie finden diese Nährstoffe in Avocados, Nüssen, Samen, fettem Fisch und Tofu.

Wie Sie feststellen, wie viel Fett Sie essen

Lesen Sie die Etiketten und lesen Sie sie dann erneut. Die Fettmenge wird auf den Nährwertangaben auf der Rückseite des Produkts, das Sie kaufen möchten, aufgeführt. Die Gesamtkalorien werden aufgelistet, ebenso wie die Gesamtkalorien aus Fett. Auf den meisten Lebensmitteletiketten ist auch der tägliche Fettanteil jeder Portion angegeben. Wählen Sie Lebensmittel mit einem geringen Prozentsatz an Tagesfett. Die Fettmenge, die Sie pro Tag zu sich nehmen müssen, hängt davon ab, wie viele Kalorien Sie pro Tag zu sich nehmen.

Ihre tägliche Kalorienzufuhr	Fett, dass Sie täglich konsumieren sollten
2,500	83 Gramm
2,200	73 Gramm
2,000	65 Gramm
1,800	60 Gramm
1,200	40 Gramm

Das Lesen von Etiketten kann mühsam und verwirrend sein, besonders wenn der Aufdruck auf dem Etikett Sie täuschen soll. Vielleicht sehen Sie einige Produkte, die mit einem "fettarmen" oder "cholesterinarmen" Etikett versehen sind. Die Hersteller müssen die gesetzlichen Bestimmungen erfüllen, um diese Etiketten auf ihren Lebensmitteln zu verwenden. Wenn auf einem Produkt "fett- oder zuckerfrei" steht, bedeutet dies in Wirklichkeit, dass es weniger als 0,5 Gramm Zucker oder Fett enthält. Wenn auf dem Etikett "fettarm" steht, enthält es 3 Gramm Fett oder weniger. Denken Sie beim Einkaufen daran, um ungesunde Fette zu vermeiden, die Sie direkt von der Fettverbrennung abhalten.

Stress und Fett

Wie die meisten Aspekte des menschlichen Körpers wird auch das Fett durch Stress beeinflusst. Es ist wichtig, Ihr Stressniveau zu überwachen und zu erkennen, was Ihnen Spannung bringt, um den Gewichtsverlust zu optimieren. Wenn Ihr Körper einen Stressmoment aushält, werden Ihre Flug- oder Kampfreflexe ausgelöst. Dies führt dazu, dass Ihr Cortisolspiegel (das Stresshormon) in die Höhe schießt, während der Insulinspiegel steigt und Ihr Blutzuckerspiegel sinkt. Dies führt zu Hunger. Ihr Körper geht davon aus, dass Sie während Ihrer Reaktion auf den Stress, z.B. auf der Flucht vor der Gefahrensituation oder bei der Entscheidung für den Kampf, eine große Anzahl von Kalorien verbraucht haben. Obwohl Sie sich nicht intensiv körperlich betätigt haben, täuscht Ihr Gehirn Ihrem Körper vor, dass Sie die verlorenen Kalorien wieder auffüllen müssen, was zu einer Überernährung führt. Das sind die Zeiten, in denen man sich auf der Suche nach einem Stück Pizza oder Brathähnchen befindet. Diese Art von Essen wird aus gutem Grund als tröstlich bezeichnet. Das Gehirn setzt Chemikalien frei, die bei der Aufnahme dieser Nahrung ein beruhigendes Gefühl erzeugen, das mit unserem prähistorischen Bedürfnis nach Fetten und Zuckern, die uns am Leben halten, korreliert.

Kalorien verstehen

Kalorien sind Maßeinheiten, die als die Energiemenge kategorisiert sind, die freigesetzt wird, wenn unser Körper die Nahrung aufbricht und verdaut. Sie sind in allem enthalten, was man isst, von Kaugummi über Ketchup bis hin zu Pfefferminz und sogar Vitaminen. Genau wie bei Fetten werden nicht alle Kalorien gleichermaßen gebildet. Einige Kalorien werden als "leer" betrachtet, was bedeutet, dass sie keinerlei Nährwert haben. Technisch gesehen erhält man aus leeren Kalorien die gleiche Menge an Energie wie aus nährstoffreichen Kalorien. Sie könnten zum Beispiel 1500 Kalorien von Fastfood oder 1500 Kalorien von Gemüse essen und aus beiden die gleiche Energiemenge erhalten. Der Unterschied besteht darin, dass Ihr Körper bei 1500 Kalorien Fastfood davon ausgeht, dass Sie in diesem einen Moment Ihre gesamte Tagesenergie verbrauchen, anstatt Ihre tägliche Kalorienzufuhr gleichmäßig zu verteilen. Das führt dazu, dass Sie sich schon lange vor dem Ende Ihres Arbeitstages groggy und hungrig fühlen. Leere Kalorien zu essen, kann zu einem nicht enden wollenden Kreislauf von Hunger und Überessen führen.

Wie Kalorien auf Fett wirken

Im Zeitalter der Kalorienzählung und der Modeerscheinungen ist es leicht zu glauben, dass es umso besser ist, je weniger Kalorien man verbraucht. Dies ist nicht der Fall, da jeder Mensch über ein minimales Maß an Kalorien verfügt, das man pro Tag zu sich nehmen sollte. Die Anzahl variiert je nach BMI, Alter, Aktivitätsniveau und Geschlecht. Ein Pfund Fett entspricht 3.500 Kalorien. So viele Kalorien müssen Sie verbrennen, um so viel Fett zu verlieren und Ihre Kalorienaufnahme um 500 zu reduzieren, um ein Pfund pro Woche zu verlieren. Denken Sie daran, dass Ihr Kalorienbedarf mit zunehmender Gewichtsabnahme abnimmt.

Da Kalorien im Grunde genommen der Treibstoff Ihres Körpers sind, ist es wichtig, dass Sie genug Energie haben, um Ihre Energie während der gesamten Wachzeit aufrechtzuerhalten. Das Wissen um die Anzahl der Kalorien, die Sie zum Abnehmen benötigen, ist der Schlüssel zum Erhalt Ihres flachen Bauches. Sie sollten sich auch bewusst sein, welche Art von Kalorien Sie zu sich nehmen, denn wenn Sie leere Kalorien zu sich nehmen, werden Sie hungrig sein und eher von Ihrer Ernährung abweichen.

Wie Kalorien die Muskelmasse beeinflussen

Wenn es um den Muskelaufbau geht, ist die Art der Kalorien, die Sie verbrauchen, sehr wichtig. Wenn Sie 200 Kalorien Eiscreme essen würden, würde diese ganz anders in den Körper aufgenommen werden, als wenn Sie 200 Kalorien von Kichererbsen essen würden. Da Kichererbsen nährstoffreich und ballaststoffreich sind, werden wahrscheinlich 10% dieser Kalorien überhaupt nicht absorbiert. Es ist viel wahrscheinlicher, dass Sie an Muskelmasse gewinnen, wenn Sie eine proteinreiche und nährstoffreiche Nahrung essen, im Gegensatz zu einer nährstoffarmen und ballaststoffarmen Ernährung.

Wie Sie feststellen, wie viele Kalorien Sie essen

Um die Anzahl der Kalorien in einem Produkt und die Anzahl der Kalorien aus Fett zu ermitteln, finden Sie die Nährwertangaben auf der Rückseite des Produkts. Es ist allgemein bekannt, dass die Food and Drug Administration (FDA) alle Kalorienberechnungen von jedem Lebensmittelanbieter auf dem Markt reguliert. Was die FDA nicht wissen will, ist, dass sie unmöglich die Kalorienberechnungen aller Anbieter bis auf die Dezimalstelle überprüfen kann, so dass ein Produkt nur dann als "falsch etikettiert" gilt, wenn es mehr als 20 % niedriger ist. Das bedeutet, dass nicht jede aufgeführte Kalorienzahl korrekt ist. Wenn Sie etwas aufgreifen, das zu gesund erscheint, um wahr zu sein, wählen Sie etwas Zuverlässigeres, z.B. größere Marken oder pflanzliche Vollwertkost.

Bewegung und Kalorien

Wie bereits erwähnt, spielt Bewegung eine große Rolle, um den Platten um Ihre Mitte herum loszuwerden und die darunter liegenden Muskeln zu straffen, damit Sie eine sexy Figur bekommen. Wie hängen Kalorien und Bewegung zusammen? Wie

Sie wissen, sind Kalorien Maßeinheiten, mit denen die Energie im menschlichen Körper bestimmt wird. Je mehr Energie Sie verbrauchen, desto mehr Kalorien verbrennen Sie. Wenn Sie aussteigen und sich bewegen, werden Sie diese zusätzlichen Kalorien loswerden. Alle Übungen wirken sich auf Ihre Muskelmasse aus, egal ob Sie gehen, laufen, radfahren oder schwimmen. So kann Ihr Körper auch lange nach dem Training kontinuierlich Kalorien verbrennen. Sobald Sie anfangen, mehr Kalorien zu verbrennen, die Sie verbrauchen, beginnen Sie abzunehmen.

Kapitel 3: Verstehen des Energieverbrauchs im Körper

Energie verstehen

Das Thema Energie ist ein heißes Thema im 21. Jahrhundert. Wissenschaftler sind ständig auf der Suche nach einer größeren und besseren Energiequelle, um die Welt zu versorgen. Stellen Sie sich Ihren Körper wie eine fein eingestellte Maschine vor, die Energie (Nahrung) benötigt, um richtig zu funktionieren. Sie können die Art und Weise, wie Ihr Körper Vitalität verbraucht, nutzen, um fit und gesund zu werden!

Im naturwissenschaftlichen Unterricht wurde uns beigebracht, dass Energie weder geschaffen noch zerstört werden kann. Dies ist ein grundlegendes Gesetz der Wissenschaft, das für immer wahr sein wird, aber was bedeutet es, wenn wir sagen "Kalorien verbrennen"? Im Grunde bedeutet es nur, dass man die Einheiten der Energie verbrennt, die man braucht, um zu gehen. Energie kann nicht zerstört werden, aber sie muss von einer Form in eine andere umgewandelt werden, wie mechanische Energie, die uns hilft, uns zu bewegen, thermische Energie, die uns warm hält, und elektrische Energie, die es uns ermöglicht, unser Gehirn zu benutzen. Die Art von Energie, die im Körper verwendet wird, wird Adenosintriphosphat (ATP) genannt. ATP ist eine technisch-chemische Reaktion, die unser Körper zur Durchführung unserer biologischen Prozesse nutzt. Kohlenhydrate, Fette und Proteine sind die Nährstoffe, die uns mit Kraft versorgen, aber Fette liefern die meiste Energie. Diese Funktionen unterstützen die Hormonregulation, den Blutkreislauf, die Verdauung und das Zellwachstum. Wenn einige Kalorien nicht sofort als Energie verwendet werden, werden sie als Fett gespeichert.

Arten von Energie

Je nachdem, was Sie essen, können die Kalorien in verschiedene Energiearten aufgespalten werden, die Ihr Körper sofort verbraucht oder für später speichert. Wenn Sie zum Beispiel eine kohlenhydratreiche und vollkornarme Mahlzeit essen, werden diese Kalorien schnell in Glukose umgewandelt, die für die Muskelkraft verwendet wird. Dadurch steigt Ihr Blutzucker an und kurz danach sinkt Ihr Energieniveau. Wenn Sie eine vollkornreiche Mahlzeit essen, kann Ihr Körper den Verdauungsprozess viel langsamer durchlaufen, so dass Ihre Energiereserven den ganzen Tag über konstant bleiben. Sie möchten Ihren Körper mit Energie versorgen, um Fett in der Mitte zu verbrennen und Muskeln aufzubauen. Denken Sie daran, wenn Sie Ihr neues Trainingsprogramm umsetzen!

Wie die Ernährung Ihre Energie beeinflusst

Jetzt, da Sie verstehen, wie Energie den Körper beeinflusst, können Sie damit beginnen, Ihren Ernährungsbedarf um die Energiemenge zu planen, die Sie benötigen, um schlanker zu werden! Um optimale Energiemengen zu erreichen, müssen Sie eine ausgewogene Ernährung essen, die reich an Gemüse, gesunden Fetten, gesunden Ölen, unraffinierten Kohlenhydraten und Proteinen ist. Auch wenn Süßigkeiten, Bonbons und Energiegetränke Ihnen einen Schub an Hyperaktivität geben können, sollten Sie sich von ihnen fernhalten, um den Absturz zu vermeiden, den sie einige Stunden nach dem Verzehr verursachen. Eine andere Möglichkeit, Ihr Energieniveau aufrechtzuerhalten, wäre es, den ganzen Tag über häufig zu essen. Konsequentes gesundes Naschen könnte die grundlegende Regel der drei Mahlzeiten pro Tag ersetzen. Ihr Gehirn braucht ständig Nährstoffe, um zu funktionieren. Wenn Sie also alle paar Stunden Obst oder Gemüse essen, fühlen Sie sich eher voller Energie und haben eine höhere kognitive Funktion.

Machen Sie Koffein zu Ihrem Freund

Koffein ist ein so großer Teil der amerikanischen Kultur. Wir verherrlichen einen vollen Terminkalender und pauken alles, was wir brauchen, in einen 8-Stunden-Arbeitstag, also lieben wir natürlich Koffein! Die meisten Menschen wachen morgens bei einem Kaffee auf und haben das Gefühl, dass sie ohne Koffein nicht funktionieren können. Koffein ist ein Stimulans, also hat es die Fähigkeit, Ihr Energieniveau zu erhöhen. Je nachdem, wie viel und wann Sie konsumieren, kann Koffein eine hilfreiche Quelle sein, um Sie wacher zu machen, aber seien Sie vorsichtig. Der Konsum von zu viel Koffein kann zu ernsthafter Nervosität und sogar Schlaflosigkeit führen. Genießen Sie es also in Maßen vor der geschäftigsten Zeit des Tages. Achten Sie auch auf Energiegetränke und Limonaden. Sie haben einen hohen Zuckergehalt und führen zu einer Abwärtsspirale, durch die Sie sich müde und hungrig fühlen werden.

Fett und Energie

Wenn Sie wie 30% der amerikanischen Bevölkerung unter Übergewicht leiden, verbringen Sie wahrscheinlich einen Großteil Ihrer Zeit damit, müde zu werden. Das liegt daran, dass das zusätzliche Gewicht auf Ihrem Körper, insbesondere im mittleren Bereich, Ihre Gelenke zusätzlich belastet. Dies erschwert körperliche Aktivitäten und birgt ein Risiko für Arthritis, Schlafapnoe und Asthma. Ihr Körper verbraucht eine große Menge an Energie, wenn er Schmerzen bekämpft, und das kann dazu führen, dass Sie sich müde fühlen. Wenn Sie einen dicken Bauch mit sich herumtragen, übt er mehr Druck auf Ihre Lungen und Ihr Herz aus, wodurch Sie noch mehr erschöpft sind. Die Kontrolle und Aufrechterhaltung Ihres Gewichts kann Ihnen helfen, Ihre Energie wiederzugewinnen und Gesundheitsrisiken zu verringern. Eine Gewichtsreduzierung wird auch mit einer Verringerung der Depressionen in Verbindung gebracht. Eine

Depression zieht Ihnen Energie und hindert Sie daran, die Motivation für eine gesunde Lebensweise zu finden. Gesund zu werden, gibt Ihnen nicht nur einen flacheren Bauch und mehr Energie, sondern macht Sie auch zu einem glücklicheren Menschen! Wenn Bewegung Ihre Depression nicht verbessert, sollten Sie ein Gespräch mit Ihrem Arzt in Betracht ziehen.

Stress und Energie

Der Stressabbau geht unglaublich weit, wenn es darum geht, Fett zu verbrennen und für diesen flachen Bauch zu arbeiten. Je mehr Stress Sie haben, desto mehr Cortisol produziert Ihr Körper. Das Stresshormon macht Sie hungrig und müde. Wenn Sie dem Verlangen nachgeben, wandern die Kalorien direkt in Ihren Bauch, Ihre Hüften und Ihre Oberschenkel. Die Reduzierung Ihres Stressniveaus kann sich schwierig und möglicherweise einschüchternd anhören, aber sobald Sie mit einer Routine von Entspannungsübungen beginnen, stellen Sie fest, dass Ihre Energie zunimmt und sich Ihre allgemeinen Körperfunktionen verbessert haben. Meditation ist eine auf der ganzen Welt beliebte Praxis, die dafür bekannt ist, das Stressniveau zu reduzieren. Manche Menschen nutzen Bewegung als eine Form der Bewegungsmeditation, aber es gibt unzählige andere Möglichkeiten, ein stressfreies Leben zu führen. Wenn Sie beginnen, eine gesunde Ernährung und Bewegung in Ihr Leben zu integrieren, sollten Sie auch Entspannungsstrategien einbauen. Schließlich sollte es eine positive Erfahrung sein, zu der Person zu werden, die Sie sein wollen, und nicht eine stressige.

Kapitel 4: Wie sich Ihr Körper verändert

Ihre Anatomie im Wandel

Jetzt, da Sie Kalorien, Fett und Energie verstehen, ist es an der Zeit, sich auf die Veränderungen vorzubereiten, die Sie durchlaufen werden, wenn Sie eine gesunde Ernährungs- und Bewegungsroutine einführen. Die Grundlagen der Gewichtsabnahme sagen uns, dass unser Kalorienbedarf und damit auch unser Körper schrumpft, wenn wir weniger Kalorien verbrauchen. Das klingt einfach, aber es gibt unzählige Aspekte der Gewichtsabnahme zu berücksichtigen. Wenn Sie sich erst einmal in Ihre neue Fitnessroutine eingearbeitet haben, werden Sie sich vielleicht nicht mehr schrumpfen fühlen oder sehen, weil die Gewichtsabnahme auf molekularer Ebene beginnt. Wenn Sie sich gesund ernähren und trainieren, beginnen Ihre Fettzellen zu schrumpfen. Das Fett, das in Ihren Fettzellen gespeichert wurde, kann endlich seinen Zweck als Energie erfüllen, die von Ihrem Körper für die Energiegewinnung verwendet wird. Das Fett, das einst um Ihren Bauch herum hing, ist nun in seine letzten Elemente, nämlich Kohlendioxid und Wasser, zerlegt worden. Das meiste Fett, das Sie verlieren, wird den Körper über Ihre Atemwege verlassen. Das ist richtig. Sie atmen das Fett aus Ihrem Körper aus. Das Fett, das nicht durch Ihre Nasenlöcher abtransportiert wird, verlässt den Körper durch Schweiß, Urin und andere Körperflüssigkeiten.

Leider bleiben Ihre Fettzellen dort, wo sie sind. Erinnern Sie sich noch, als wir über eine unendliche Anzahl von Fettzellen sprachen? Als Menschen sind unsere Körper so konstruiert, dass sie das Schlimmste befürchten, wie zum Beispiel den Hungertod. Deshalb müssen wir unseren Körper mit Diät und Bewegung austricksen, um zu verhindern, dass sich diese Fettzellen wieder auffüllen.

Wasser Gewicht

Unser Körper sammelt auf natürliche Weise Wasser an, aber wenn Sie sauber essen, können Sie das Wasser relativ schnell ausspülen. Sie werden Fett verlieren, aber zuerst werden Sie Wassergewicht verlieren. Unabhängig davon, welche Art von Ernährung Sie wählen, wird das Wassergewicht immer das erste sein, was sich von Ihrem Körper löst. Der Wasserverlust ist es, der Ihnen gleich nach dem Beginn Ihres neuen Lebensstils einen erheblichen Gewichtsverlust beschert. Nachdem Sie das ganze Wasser abgesetzt haben, neigt die Zahl auf der Waage zu einem Plateau. Lassen Sie sich dadurch jedoch nicht Ihre Motivation zerstören. Das Wassergewicht loszuwerden, ist der erste Schritt zum Verlust von Bauchfett. Wenn das Wasser weg ist, beginnt Ihr Körper damit, Ihre Fettreservoirs zu verbrennen, wie das in Ihrer Mitte.

Zu erwartende Herausforderungen

Denken Sie daran, dass Sie bei jeder Gewichtsabnahmeerfahrung ständig gegen Ihren Körper ankämpfen. Ihr Körper will biologisch gesehen nicht, dass Sie Gewicht verlieren, weil er denkt, dass Sie Fett brauchen, um zu überleben, falls Ihnen jemals Nahrung entzogen wird. Ihr Körper wird merken, dass Sie weniger essen und Chemikalien freisetzen, die Sie hungrig machen. Um dem entgegenzuwirken, essen Sie reichlich faser- und proteinhaltige Nahrungsmittel, damit Sie immer genug Energie haben. Neben Wassergewicht und Fett verlieren Sie auch Muskelgewebe, was das Gegenteil von dem ist, was Sie tun wollen. Um einen flachen Bauch und einen gesunden Lebensstil zu erreichen, ist es wichtig, dass Sie mit Ihrer Trainingsroutine Schritt halten.

Positive Sichtweise

Während Sie diesen Prozess durchlaufen, haben Sie vielleicht das Gefühl, dass Ihr Körper einen eigenen Geist hat. Die Anpassung an

Ihren neuen Lebensstil wird jedoch nicht ganz schlecht sein. Es gibt eine Reihe von positiven Nebenwirkungen, auf die Sie sich freuen können. In erster Linie werden Sie sich besser fühlen. Ihre neue Diät sollte Ihnen genügend Energie liefern, um Ihre Trainingsroutine aufrechtzuerhalten, wodurch Sie sich auch energiegeladener fühlen. Verabschieden Sie sich von diesem ständigen Gefühl der Erschöpfung. Wenn Ihr Körper die zusätzlichen Pfunde los ist, wird Ihre Sauerstoffzufuhr effizienter sein, so dass das Treppensteigen viel einfacher ist, ohne dass Sie dabei den Atem verlieren.

Vielleicht erinnern Sie sich dann besser an die Dinge. Studien zeigen, dass Personen, die einen Gewichtsabnahmeplan umgesetzt haben, sich besser an Informationen erinnern als diejenigen, die ihre ungesunden Gewohnheiten beibehalten haben. Dies ist darauf zurückzuführen, dass Ihr Gehirn bei einem gesünderen Lebensstil mehr Energie für die Erzeugung von Erinnerungen und weniger Energie für das Abrufen von Erinnerungen verbraucht, wodurch Ihre Gedächtnisfunktion in die Höhe schießt.

Ihr Risiko für Krebs und andere gewichtsbedingte Krankheiten sinkt. Das liegt daran, dass Ihr Körper keine Energie für einfache Dinge wie Fortbewegung oder Müdigkeit verschwenden muss. Bei all dieser zusätzlichen Zeit und Vitalität bemüht sich Ihr Körper mehr darum, sicherzustellen, dass Ihre Zellen gesund sind und dass Ihre Systeme richtig funktionieren.

Das Essen kann anfangen, anders zu schmecken. Einige Studien zeigen, dass Lebensmittel, die man früher genossen hat, wie Fastfood oder stark verarbeitete Lebensmittel, nach einem deutlichen Gewichtsverlust stumpf und schal zu schmecken begannen. Dies führte dazu, dass sie sich zu frischen

Nahrungsmitteln hingezogen fühlten, die ihre Energie anheizten und sie auf Kurs hielten.

Sie schlafen vielleicht besser. Es ist allgemein bekannt, dass eine gesunde Ernährung und ein Bewegungsplan Ihnen einen erholsameren Schlaf bescheren können. Da Ihr Gewicht, insbesondere im Bauchbereich, abnimmt, werden Sie eine deutliche Veränderung Ihrer Schlafqualität feststellen. Dies gilt umso mehr, wenn Sie unter Schlafstörungen wie Tagesmüdigkeit, Schlaflosigkeit oder Schlafapnoe leiden. Vielleicht stellen Sie auch fest, dass Sie nicht mehr schnarchen, was eine bessere Schlafumgebung für Sie und Ihren Partner schafft.
Sie werden glücklicher sein. Das Erreichen eines Ziels jeglicher Art ist ein Grund zum Feiern, aber sobald Sie Ihr Gesundheits- und Fitnessziel erreicht haben, werden Sie vielleicht feststellen, dass Sie so glücklich sind wie nie zuvor. Zwischen einem gesunden Körper und einem glücklichen Geist besteht ein großer Zusammenhang. Mit mehr Energie aus Ihrer Ernährung und mehr Selbstvertrauen aus Ihrer schlank werdenden Taille ist es vielleicht unmöglich, das Lächeln aus Ihrem Gesicht zu bekommen. Tatsächlich haben Wissenschaftler die Gewichtsabnahme mit einer Verringerung von Depressionen in Verbindung gebracht. Leider ist Gewichtsabnahme keine Lösung. 10% der Personen, die vor dem Abnehmen depressiv waren, waren genauso depressiv, nachdem sie 100 Pfund abgenommen hatten. Dies ist auf die zugrunde liegenden Ursachen zurückzuführen, die mit Ihrem Arzt besprochen werden sollten.

Kapitel 5: Was NICHT gegessen werden sollte

Warum eine gesunde Ernährung wichtig ist

Da Sie nun wissen, worauf Sie sich freuen können, lassen Sie uns zur Sache kommen und festlegen, was Sie aus Ihrer Ernährung streichen sollten. Selbst mit einer detaillierten Übungsroutine werden Sie durch den Verzehr ungesunder Nahrungsmittel Ihr Ziel für den flachen Bauch nicht erreichen. Die Faustregel besagt, dass 20 % der Waschbrettbauchmuskeln, von denen Sie träumen, im Fitnessstudio hergestellt werden, während die anderen 80 % in der Küche hergestellt werden. Sie wären überrascht, welche Auswirkungen ungesundes Essen auf Ihre Mitte hat. Sie werden feststellen, dass Ihre neue Ernährung mit der Zeit leichter wird. Es dauert 21 Tage, um eine Gewohnheit zu beginnen und 21 Tage, um eine Gewohnheit zu durchbrechen. Sie können zwei Fliegen mit einer Klappe schlagen, wenn Sie sich für drei Wochen zu einer sauberen Ernährung verpflichten. Nach diesen drei Wochen werden Sie feststellen, dass Ihre gesunde Lebensweise Fuß gefasst hat. Es mag zunächst schwierig erscheinen, sich von Nahrungsmitteln fernzuhalten, die eine Gewichtszunahme verursachen, aber wenn Sie einmal anfangen, Ergebnisse zu sehen, wird Sie nichts mehr aufhalten!

Trans-Fette

Wahrscheinlich sind Sie mit Trans-Fett vertraut. Es ist noch nicht sehr lange her, dass die Medien Transfette als das verdrängt haben, was sie wirklich sind: ungesund. Die Regierung verabschiedete sogar ein Gesetz, das die Verwendung von Transfetten in Lebensmitteln als unsicher einstuft. In einer perfekten Welt wären alle unsere Lebensmittel heute transfettfrei, aber leider ist das nicht der Fall. Da diese Epidemie so weit verbreitet war, wird es mehr als zwei Jahre dauern, bis alle

Lebensmittel frei von dieser Substanz sind. Transfett siedelt sich gerne in Ihrem Bauch und in Ihren Blutgefäßen an. Es ist wichtig, darauf zu achten, was auf den Lebensmitteletiketten steht, denn man weiß nie, was man bekommt. Trans-Fettsäuren werden durch Injektion von Wasserstoff in ungesättigte Fette wie Pflanzenöl hergestellt. Trans-Fette haben die unangenehme Angewohnheit, den guten Cholesterinspiegel zu senken und den schlechten zu erhöhen, was zu einem Risiko für Herzinfarkt, Schlaganfall, Entzündung und Insulinresistenz führt. Diese Art von Fett findet sich in den meisten verpackten Lebensmitteln wie Kartoffelchips, Crackern, Keksen, Kuchen, Fastfood, zusammen mit Margarine und Aufstrichen. Rotes Fleisch enthält auch natürliche Transfette, die entstehen, wenn die Bakterien in den Mägen der Tiere Gras verdauen; denken Sie also daran, sich an magere Proteinquellen wie hautloses Huhn und Fisch zu halten. Es ist wichtig, beim Kauf von verarbeiteten Lebensmitteln die Etiketten zu lesen oder alles zusammen zu vermeiden. Sie können Ihre bevorzugten mit Transfett gefüllten Lebensmittel gegen unverarbeitete, pflanzliche Produkte austauschen.

Alkohol

Fast jeder nutzt die Gelegenheit, nach der Arbeit oder angesichts eines obligatorischen sozialen Engagements einen Drink zu nehmen, aber wussten Sie, dass das gelegentliche Bier der Grund dafür sein könnte, dass sich Ihr Bauch nicht rührt? Alkohol kann in winzigen Mengen gesundheitliche Vorteile haben, z.B. wenn man an einer Erkältung leidet, aber der Konsum von zu viel Alkohol kann sich negativ auf den Gewichtsverlust auswirken. Alkohol ist einer der wichtigsten Faktoren, die zum Bauchfett führen. Beobachtungsstudien deuten darauf hin, dass der Konsum von mehr Alkohol als nötig zu einer Zunahme des Übergewichts im Bereich des Bauchs führt. Dieses Phänomen ist auch als "Bierbauch" bekannt. Ganz zu schweigen von der Tatsache, dass

Alkohol Ihren Körper dehydriert, wodurch Sie sich träge und hungrig fühlen. Sie müssen zwar nicht ganz auf Alkohol verzichten, aber eine Einschränkung des Alkoholkonsums wird Ihre Taille deutlich reduzieren.

Molkereiprodukte

Es ist überwältigend, über die Anzahl der Produkte, die wir essen und die Milch enthalten, nachzudenken. Wir kochen damit, tun sie in unser Müsli und sogar in unseren Morgenkaffee. Es ist verrückt, sich vorzustellen, wie ein Leben ohne Milchprodukte aussehen würde, aber über 70% der Amerikaner sind laktoseintolerant. Laktoseintoleranz bedeutet im Grunde genommen, dass man nicht über das Enzym verfügt, das für den Abbau und die Verdauung von Laktose benötigt wird. Dies führt zu Blähungen, Blähungen und Magenverstimmung. Laktoseintoleranz kann leicht bis schwerwiegend sein. Da sie die Bildung natürlicher Gase im Magen verursacht, fühlen Sie sich viel eher aufgedunsen und sehen aufgedunsen aus. Wenn Sie den Verdacht haben, dass Sie eine Laktoseintoleranz haben könnten, versuchen Sie eine Woche lang, keine Milchprodukte zu essen, und schauen Sie, ob Sie Veränderungen feststellen. Konsultieren Sie vor einer größeren Ernährungsumstellung immer Ihren Arzt. Wenn Sie keine Laktoseintoleranz haben, sollten Sie Milchprodukte vermeiden, die behaupten, "fettfrei" oder "fettarm" zu sein. Die Verarbeitungsmethode, die verwendet wird, um diese Produkte gesünder erscheinen zu lassen, entfernt in Wirklichkeit aber die gesunden Fette und ersetzt sie durch Zucker und Natrium. Denken Sie daran, dass Ihr Körper gesundes Fett braucht, um zu über-leben. Sie möchten ungesunde, verarbeitete Fette ausscheiden, um Ihren flachen Bauch zu erreichen. Dies können Sie erreichen, indem Sie sich für gesündere Milchprodukte wie Hüttenkäse und griechischen Joghurt entscheiden.

Soda und Erfrischungsgetränke

Es gibt nichts Erfrischenderes als eine eiskalte Coca-Cola in der Hitze des Sommers... Abgesehen von dem perfekten Körper. Soda ist überall, wo wir hinschauen, von unseren Lebensmittelgeschäften bis zu McDonald's. Es ist schwer, nein zu diesem süßen Genuss zu sagen, aber der Konsum von Soda ist eine weitere Hauptursache für Bauchfett. Soda ist mit Zucker und leeren Kalorien gefüllt, die zum Übergewicht beitragen. Studien zeigen, dass der Verzehr von nichts anderem als Soda zu einer Anhäufung von viszeralem Fett in der Mitte des Körpers führte. Ihr Körper kämpft damit, diesen Zucker zu verbrennen, so dass er stattdessen in Ihren Fettzellen gespeichert wird. Es ist vernünftig anzunehmen, dass eine Diät-Soda eine bessere Alternative wäre. Das Wort "Diät" ist im Namen richtig und enthält 0 Kalorien, aber die Wahrheit ist, dass diese Sodas mit künstlichen Süßstoffen wie Aspartam, Saccharin, Sucralose oder einem pflanzlichen Süßstoff wie Stevia versetzt sind. Diese können mehr als fünfmal süßer als Zucker sein. Lassen Sie sich also nicht täuschen, dass es auf dem Markt eine gesündere Soda-Option gibt. Lesen Sie immer die Etiketten auf allen verpackten Lebensmitteln oder Getränken, die Sie kaufen, um sicherzustellen, dass Sie wissen, was Sie konsumieren. Der Verzicht auf Soda hat eine Reihe von gesundheitlichen Vorteilen wie die Stärkung Ihrer Zähne, die Senkung Ihres Blutzuckers und die Abflachung Ihres Bauches.

Verarbeitete Backwaren

Wir sind alle schuldig, in den Supermarkt oder die Tankstelle zu gehen, nur um von den leckeren, verpackten Backwaren, die auf den Inseln verstreut sind, in Versuchung geführt zu werden. Die unglückliche Wahrheit ist, dass Dessertkuchen, Minidonuts und Muffins mit Zucker und Kalorien verpackt sind. Kombiniert man das mit praktisch keinen Ballaststoffen, so trägt man zum Bauchfett bei. Das gilt auch für die "frisch gebackenen Waren" und die Little Debbie-Kuchen in den Lebensmittelgeschäften. Sie sind nicht nur mit unerwünschtem Zucker gefüllt, sondern enthalten auch Konservierungsstoffe, die eine längere Haltbarkeit ermöglichen. Sie könnten buchstäblich monatelang im Regal liegen, bevor sich jemand entscheidet, sie abzuholen. Können Sie sich vorstellen, wie lange sie in Ihrem Körper bleiben? Tun Sie sich selbst einen Gefallen, wenn Sie sich das nächste Mal nach diesen Süßigkeiten sehnen, und essen Sie stattdessen ein Stück Obst.

Frittierte Lebensmittel

Mit einer Reihe von Fastfood-Restaurants in jeder Stadt des Landes ist es leicht zu verstehen, warum die Bevölkerung so viele frittierte Lebensmittel konsumiert. Fast Food ist schnell zu einer billigen Alternative zum allabendlichen Kochen geworden. Da die Mehrheit der Erwachsenen Vollzeit arbeitet, scheint es wie ein Kinderspiel, einen schnellen Happen zum Essen zu holen. Es stimmt, wenn sie sagen, dass man bekommt, wofür man bezahlt. Fastfood enthält sehr wenig Ballaststoffe und eine große Menge an Kohlenhydraten, was es schwer verdaulich macht. Diese Art von Lebensmitteln hat normalerweise einen hohen Kaloriengehalt mit wenig bis gar keinem Nährwert. Wenn Sie die Gewohnheit, mehrmals in der Woche Fastfood zu essen, mit einer ziemlich sitzenden Lebensweise kombinieren, laufen Sie Gefahr, an Gewicht zuzunehmen und alle damit verbundenen Gesundheitsprobleme zu bekommen. Die meisten frittierten Lebensmittel beginnen als tiefgefrorene und stark verarbeitete Lebensmittel. Das bedeutet, dass sie eine große Menge an gesättigten Fetten enthalten. Selbst einige der auf der Speisekarte aufgeführten gesunden Optionen, wie z.B. Salate, können über 2000 Kalorien enthalten. 2000 Kalorien sind die tägliche Kalorienzufuhr für einige Menschen. Man muss auf ungesunde Zusätze wie Dressings, Crotons und Röstzwiebeln achten.

Weißmehl und weißer Reis

Weißmehl ist in fast allen oben aufgeführten Lebensmitteln enthalten. Weißmehl, Reis und andere raffinierte Körner sind hochgradig verarbeitet worden. Die Hersteller entfernen bei diesen Lebensmitteln die braune Beschichtung, die den größten Teil des Faseranteils mit entfernt. Ihr Körper verdaut diese raffinierten Zutaten sehr schnell, wodurch Sie sich schläfrig und unmotiviert fühlen. Weiße Kohlenhydrate wurden raffiniert, was im Grunde bedeutet, dass sie verarbeitet wurden und den Großteil ihres Fasergehalts gegen zuckerhaltige Kohlenhydrate eingetauscht haben. Dadurch werden sie vom Körper schnell verdaut und als Fett gespeichert. Tauschen Sie Ihre weißen Kohlenhydrate gegen Vollkornoptionen wie Vollkornbrot, braunen Reis oder Quinoa. Das Herausschneiden der weißen Kohlenhydrate ist eine gute Möglichkeit, Fett aus der Mitte herauszuschneiden.

Raffinierte Süßstoffe und Zucker

Raffinierte Zucker und Süßstoffe erhöhen den Insulinspiegel im Körper. Wenn Ihr Insulinspiegel steigt, fördern sie die Einlagerung von Fett. Sie finden raffinierte Süßstoffe und Zucker in fast allen verpackten Lebensmitteln und vielleicht sogar in Ihrer Speisekammer. Das stimmt, sogar weißer Zucker, mit dem wir kochen, ist schlecht für Sie! Maissirup mit hohem Fruktosegehalt ist ein weiterer Übeltäter, der dazu beiträgt, diese Pfunde zu vermehren. Gesündere Alternativen sind kleine Mengen von Ahornzucker und echtem Honig.

Fruchtsäfte

Die Menschen neigen dazu, nicht in der Lage zu sein, zwischen den Kalorien, die sie essen und den Kalorien, die sie trinken, zu unterscheiden, und den meisten Menschen wurde beigebracht, dass Fruchtsaft gut für sie ist, obwohl er es eigentlich nicht ist. Fruchtsaft ist mit (Sie haben es erraten) Zucker gefüllt, und wir alle wissen, dass überschüssiger Zucker als Fett in unseren Fettzellen gespeichert wird, vor allem in den Fettzellen in Ihrem Bauch.

Kartoffeln

Wussten Sie, dass der Verzehr einer Backkartoffel für Ihren Körper das gleiche bewirkt wie der Verzehr eines Esslöffels Zucker? Kartoffeln sind mit leeren Kalorien gefüllt und werden schnell verdaut. Das bedeutet, dass Sie hungrig und bereit für mehr Essen sind, lange bevor Sie es sein sollten!

Pizza

Auch wenn jeder auf der Welt Pizza liebt, muss man sich fragen, was in der Pizza drin ist. Die Antwort: Eine verarbeitete, verfeinerte Kruste, die mit verarbeitetem Fleisch belegt ist, gefüllt mit leeren Kalorien und einem Streusel von fettreicher Laktose oben drauf. Pizza ist mit gesättigten Fetten, Kohlenhydraten und Natrium gefüllt. Keine Sorge, Sie müssen nicht für immer auf Pizza verzichten. Es gibt unzählige gesunde Alternativen zur traditionellen Pizza, die genauso lecker sind.

Zu berücksichtigende Weisheit

Lassen Sie sich von dieser langen Liste von verbotenen Lebensmitteln nicht unterkriegen. Es ist wichtig, Ihre Essgewohnheiten zu berücksichtigen, um sie zu ändern. Achten Sie darauf, wie und was Sie den ganzen Tag über essen und kontrollieren Sie, was Sie sich wünschen. Lernen Sie, Auslöser zu erkennen, die Sie zum Naschen veranlassen, sei es aus Stress oder aus Langeweile. Sie könnten einen Tag damit verbringen, Ihre

Essgewohnheiten aufzuschreiben, um Verbesserungsmögli-chkeiten zu erkennen.

Wenn Sie mit einer Änderung Ihrer Lebensweise konfrontiert werden, z.B. mit einer sauberen Ernährung, versuchen Sie, Ihre Gedanken neu zu formulieren. Betrachten Sie das Essen nicht als gut oder schlecht. Fragen Sie sich, ob die Wahl Ihres Essens Ihrem Ziel hilft oder ihm schadet, aber versuchen Sie nicht, ein Perfektionist zu sein. Denken Sie daran, dass Rom nicht an einem Tag erbaut wurde, und ein gesünderer Lebensstil ist es auch nicht. Machen Sie sich nicht wegen eines Ausrutschers fertig. Nutzen Sie die Gelegenheit, daraus zu lernen, und gehen Sie Ihren Weg zu einem flachen Bauch weiter. Wenn Sie zu viel von sich selbst erwarten, werden Sie höchstwahrscheinlich abstürzen und ausbrennen, bevor Sie überhaupt anfangen.

Planen Sie schließlich Ihre Mahlzeiten ein. Versuchen Sie, Situationen zu vermeiden, in denen Sie nicht sicher sind, woher Ihre nächste Mahlzeit kommen wird. Das verursacht ein Gefühl der Unsicherheit, das es Ihnen leicht macht, aus "Notwendigkeit" etwas zu wählen, das für Sie schlecht ist. Die Vorbereitung der Mahlzeiten ist eine gute Möglichkeit, dieses Problem zu vermeiden. Vielleicht finden Sie sogar, dass Sie gerne leckeres, nahrhaftes Essen kochen, wenn Sie erst einmal den Dreh raus haben!

Kapitel 6: Gesunde Ernährung

Zu berücksichtigende Diäten

Der Schlüssel zu einer gesunden Ernährung ist das Verständnis, wie verschiedene Lebensmittel den Körper beeinflussen. Jetzt, da Sie wissen, wie die Lebensmittel, die Sie essen, zu Energie oder Fett verarbeitet werden und wie sich verarbeitete Lebensmittel negativ auf Sie auswirken, können Sie damit beginnen, gesündere Möglichkeiten zu erforschen. Wählen Sie Lebensmittel, die Ihnen schmecken, und Lebensmittel, die Ihnen ein gutes Gefühl geben. Es gibt verschiedene Diäten, bei denen nahrhafte Lebensmittel auf einfache Weise aufgenommen werden. Dazu gehören die Adkins-Diät, eine Diät mit geringem Kohlenhydratgehalt und schnellem Gewichtsverlust, und die Paleo-Diät, die sich auf ganze, unverarbeitete Lebensmittel konzentriert. Manche Menschen halten eine gesunde Ernährung für eine schwierige Aufgabe, aber am besten sieht man sie als eine kreative Möglichkeit für ein dünneres, gesünderes Ich!

Lebensmittel zum Essen

Vielleicht haben Sie dies bereits aus den obigen Informationen entnommen, aber die Wahl ganzer Lebensmittel, die nicht verarbeitet wurden, ist die beste Vorgehensweise. Achten Sie auf Dinge, die in der Verpackung kommen, auch wenn auf der Verpackung steht, dass das Produkt diätfreundlich ist. Es ist auch wichtig, dass Sie alle Nährstoffe erhalten, die Sie benötigen. Die unten stehende Liste enthält eine ausführliche Beschreibung der Lebensmittel, die Sie essen sollten, um Ihre sexy Figur zu behalten!

- **Pflanzenöle** - Olivenöl, Avocadoöl, Kokosnussöl und andere Pflanzenöle
- **Milchprodukte** - Hüttenkäse, griechischer Joghurt und Milch

- **Mageres Fleisch** - Geflügel und Fisch
- **Vollkorn** - Vollweizen, brauner Reis, Stahl-Schnitthafer und Quinoa
- **Ganzes Obst** - Äpfel, Orangen, Bananen, Pampelmusen und alle anderen ganzen Früchte, die Ihnen schmecken
- **Nüsse** - Walnüsse, Cashewnüsse, Mandeln und Pekannüsse
- **Saatgut** - Sonnenblumen-, Hanf-, Chia- und Kürbiskerne
- **Bohnen** - Kichererbsen, schwarze Bohnen, rote Bohnen, Linsen und Kidneybohnen
- **Gemüse** - Karotten, Gurken, Avocado, Tomate, Sellerie, Kürbis, Spinat, Grünkohl, Erbsen, Zwiebeln, Rosenkohl, Süßkartoffeln, Mais und Paprika.

Wie viel Sie essen sollten

Wenn Sie Ihre tägliche Kalorienzufuhr bestimmt haben, ist es an der Zeit, darüber nachzudenken, wie viel Sie essen sollten und woraus diese bestehen sollte. Das Einhalten der oben genannten Lebensmittelgruppen ist der erste Schritt zu Ihren täglichen Mahlzeiten, aber wie viel von jeder Kategorie sollten Sie innerhalb von 24 Stunden zu sich nehmen? Sie wollen nach dem Essen satt sein, aber nicht voll, und Sie wollen nicht hungrig bleiben. Das Gleichgewicht liegt irgendwo in der Mitte. Eine gute Faustregel ist es, den Teller in drei Abschnitte zu unterteilen. Der größte Teil sollte für Gemüse reserviert werden. Frisches Gemüse sollte den größten Anteil an Ihren Mahlzeiten ausmachen. Der zweitgrößte Teil sollte aus Vollkorngetreide und gesunden Proteinen bestehen. Der kleinste Teil des Tellers sollte aus Obst bestehen. Wenn Sie eine Mahlzeit kochen, denken Sie daran, wie sie auf Ihrem Teller aussehen wird. Um hübsch auszusehen, müssen Sie hübsch essen. Sie sollten auf farbenfrohe Mahlzeiten abzielen, die viele Vitamine und Mineralien enthalten. Versuchen Sie, große Mengen an Salz und Zucker zu vermeiden, und genießen Sie die natürlichen Aromen einer gesunden und gesunden Ernährung.

Übermäßiges Essen vermeiden

Das Wichtigste, was man bei einer gesunden Ernährung beachten muss, ist, eine Strategie zu entwickeln, damit man sich nicht überfrisst. Um eine Übererernährung zu vermeiden, wählen Sie kleinere Portionen und kauen Sie langsam. Achten Sie darauf, wie sich Ihr Körper beim Essen anfühlt, damit Sie, wenn Sie satt sind, wissen, wann Sie aufhören müssen. Beseitigen Sie Ablenkungen wie Fernsehen und soziale Medien während der Mahlzeiten, um bei der achtsamen Ernährung zu helfen.

Essen Sie zu Hause und bereiten Sie Ihre Mahlzeiten selbst vor. Das geht zurück auf die Planung Ihrer Mahlzeit, damit Sie nicht ohne eine gesunde Option festsitzen. Fastfood und Restaurants neigen dazu, größere Portionen und mehr Kalorien zu liefern als das, was wir uns zu Hause zubereiten würden.

Frühstücken Sie, auch wenn Sie nicht wollen. Das Auslassen des Frühstücks hat den Ruf bekommen, eine gute Möglichkeit zu sein, Kalorien zu sparen, aber das ist nicht der Fall. Ein gesundes Frühstück ist der beste Weg, den Blutzuckerspiegel zu senken und den Stoffwechsel anzukurbeln. Ganz zu schweigen davon, dass Sie, wenn Sie nicht frühstücken, in der Mitte des Tages noch hungriger sind, was zu einer Übererernährung führen wird.

Gesunde Essgewohnheiten

Konzentrieren Sie sich nicht nur auf die Lebensmittel, die Sie essen, und die Sie nicht essen sollen, sondern auf den Grund, warum Sie abnehmen wollen. Entwickeln Sie ein Mantra, das Ihre Entscheidung, ein gesünderes, dünneres Sie zu werden, detailliert beschreibt, und beziehen Sie diesen Gedanken in den Aufbau Ihrer gesunden Gewohnheiten ein. Seien Sie mitfühlend und freundlich zu sich selbst, auch wenn Sie das Gefühl haben, keine gute Arbeit geleistet zu haben. Negativität wird dazu führen, dass Sie die

Hände in die Luft werfen und sich der verbotenen Güte von Kohlenhydraten und Zucker hingeben. Sagen Sie sich, dass Sie sich gesund ernähren wollen, nicht, dass Sie sich gesund ernähren müssen. Entscheiden Sie sich, über den Wunsch nach gesunden Zutaten nachzudenken, weil Sie sich mit ihnen fühlen.

Vertrauen Sie Ihrem Körper und achten Sie darauf, was er Ihnen sagt. Greifen Sie nach den Cheetos, wenn Sie sich wirklich ausruhen wollen? Verlangen Sie nach dem Schokoladenbrownie, wenn Sie wirklich Liebe und Zuneigung wollen? Bringen Sie sich selbst bei, langsamer zu werden und zu atmen, wenn Sie gesunde Gewohnheiten einführen. Sobald Sie sich die Zeit nehmen, innezuhalten und diese Körpersignale zu hinterfragen, werden Sie beginnen, die wahre Bedeutung hinter ihnen zu finden. Das öffnet die Tür zu einem umfassenden Verständnis, wie Sie Ihre Sehnsüchte und Auslöser am besten bekämpfen können.

Seien Sie geduldig. Wenn Sie Ihre Gewichtsabnahmeziele zeitlich begrenzen, wird es nur noch schwieriger, sie zu erreichen. Es ist kontraproduktiv, ein langfristiges Ziel zu setzen und es im Kalender rot einzukreisen. Nehmen Sie jeden Tag als Gelegenheit, besser zu sein und es besser zu machen, und sehen Sie jeden täglichen Erfolg als etwas an, auf das Sie stolz sein können. Der Versuch, jeden Aspekt der Veränderung Ihres Lebensstils zu kontrollieren, stellt nur eine Falle für das Scheitern dar. Sie haben nicht innerhalb einer Woche Ihr ganzes Gewicht zugenommen, und Sie werden auch nicht innerhalb einer Woche Ihr ganzes Gewicht verlieren. Setzen Sie sich nicht unnötig unter Druck, indem Sie einen strikten Lebensstil entwickeln, der Sie nur langweilen und dazu verleiten wird, vom Weg abzukommen. Seien Sie verständnisvoll und, was noch wichtiger ist, lassen Sie sich vom Strom des Flusses leiten.

Kapitel 7: Vorbereitung der Mahlzeiten

Gebackenes Honig-Senf-Hühnchen

Zutaten:

- ☒ 1 Teelöffel getrocknetes Basilikum
- ☒ 1/2 c. Honig
- ☒ 1/2 c. zubereiteter Senf
- ☒ Pfeffer und Salz nach Geschmack
- ☒ 1 Teelöffel Paprika
- ☒ 1/2 Teelöffel getrocknete Petersilie
- ☒ 6 Hähnchenbrusthälften ohne Haut und Knochen

Zubereitung:

1. Den Ofen auf 175 Grad C (350 Grad F) vorheizen.
2. Die Hühnerbrüste mit Salz und Pfeffer einreiben und in eine leicht gefettete 9x13-Zoll-Backform legen.
3. Petersilie, Paprika, Basilikum, Senf und Honig gut vermischen. Die Hälfte dieser Mischung sollte über das Huhn gegossen und gebürstet werden.
4. Backen Sie die beschichteten Hühnerbrüste 30 Minuten lang im Ofen. Wenn das Hähnchen goldbraun ist, wird es umgedreht und mit der restlichen Hälfte der Honig-Senf-Mischung erneut gebürstet.
5. Fahren Sie mit dem Backen fort, bis das Hähnchen goldbraun und durchgebraten ist.
6. Lassen Sie es 10 Minuten vor dem Servieren abkühlen.

Slow Cooker Schweinefilet

Zutaten:

- ☒ schwarzer Pfeffer (frisch gemahlen) nach Geschmack
- ☒ 3 Esslöffel Sojasauce
- ☒ 3 Esslöffel Knoblauch (gehackt)
- ☒ 3/4 c. Rotwein
- ☒ 1 c. Wasser
- ☒ 1 2 lbs. Schweinefilet
- ☒ 1 1 oz. Packung trockene Zwiebelsuppenmischung

Zubereitung:

1. Legen Sie das Schweinefleisch zusammen mit der Zwiebelsuppenmischung in den Slow Cooker.
2. Gießen Sie die Sojasauce, Wasser und Wein darüber. Drehen Sie das Schweinefleisch mehrmals um, um sicherzustellen, dass es richtig umhüllt ist.
3. Streichen Sie das Schweinefleisch vorsichtig mit Knoblauch ein und versuchen Sie, es möglichst oben zu belassen.
4. Fügen Sie den Pfeffer hinzu. Lassen Sie es zugedeckt 4 Stunden lang auf kleiner Flamme kochen.
5. Fügen Sie beim Servieren Tropfen hinzu.

Geröstetes Gemüse

Zutaten:

- ☒ 1 kleiner Butternusskürbis
- ☒ 2 rote Paprikaschoten
- ☒ 1 Süßkartoffel
- ☒ 1 Esslöffel gehackter frischer Thymian
- ☒ schwarzer Pfeffer (frisch gemahlen) und Salz nach Geschmack
- ☒ 3 Yukon Gold-Kartoffeln
- ☒ 1/4 c. Olivenöl
- ☒ 2 Esslöffel frischer Rosmarin (gehackt)
- ☒ 1 rote Zwiebel
- ☒ 2 Esslöffel Balsamico-Essig

Zubereitung:

1. Den Ofen auf 245 Grad C (475 Grad F) vorheizen.
2. Das Gemüse schälen, würfeln und in Würfel schneiden.
3. Kombinieren Sie die rote Paprika, die Yukon-Kartoffeln, den Kürbis, die rote Paprika süß und die Kartoffel. Fügen Sie die rote Zwiebel hinzu und brechen Sie ihre Schichten in Stücke.
4. Rühren Sie den Essig, Rosmarin, Salz, Pfeffer und Thymian in einer kleinen Schüssel um. Werfen Sie das Gemüse, bis es mit der Mischung bedeckt ist. Verteilen Sie es dann gleichmäßig auf einer Bratpfanne.
5. Braten Sie das Gemüse 35 bis 40 Minuten im Ofen und rühren Sie es alle paar Minuten um, bis es gebräunt und gar ist.

Fisch-Tacos

Zutaten:

- ☒ 1 Ei
- ☒ 1 c. Bier
- ☒ 1 Teelöffel Backpulver
- ☒ 1/2 Teelöffel Salz
- ☒ 2 Esslöffel Maisstärke
- ☒ 1 c. Allzweckmehl
- ☒ 1 Limette (entsaftet)
- ☒ 1/2 Teelöffel Kreuzkümmel (gemahlen)
- ☒ 1 Jalapeno-Pfeffer (gehackt)
- ☒ 1/2 c. Mayonnaise
- ☒ 1-Quartal-Öl zum Frittieren
- ☒ 1/2 c. Naturjoghurt
- ☒ 1/2 Teelöffel Oregano (getrocknet)
- ☒ 1 Teelöffel Kapern (gehackt)
- ☒ 1/2 Teelöffel Dillkraut (getrocknet)
- ☒ 1 Teelöffel Cayennepfeffer (gemahlen)
- ☒ 1/2 mittelgroßer Kohl (zerkleinert)
- ☒ 1 12-Unzen-Paket Mais-Tortillas
- ☒ 1 Pfund Kabeljaufilets, in Portionen von 2 bis 3 Unzen geschnitten.

Zubereitung:

Bier Teig:

1. Maisstärke, Backpulver, Salz und Mehl mischen, dann Bier und Ei dazugeben. Das Mehl unter schnellem Rühren in die Mischung geben, ein paar Klumpen sind in Ordnung.

Weiße Soße:

2. Die Mayonnaise und den Joghurt miteinander verrühren. Nach und nach den Limettensaft hinzugeben - die Konsistenz wird etwas flüssig. Dill, Jalapeno, Kapern, Oregano, Cayennepfeffer und Kreuzkümmel untermischen.
3. Erhitzen Sie das Öl in der Fritteuse auf 190 Grad C (375 Grad F).
4. Die Fischstücke leicht mit Mehl panieren. Tauchen Sie sie nacheinander in den Teig und kochen Sie sie, bis sie goldfarben und knusprig sind. Die Filets auf Papiertüchern abtropfen lassen.
5. Tortillas leicht anbraten, nicht knusprig werden lassen.
6. In einer Tortilla zerkleinerten Kohl hinzufügen und dann den Fisch darauf legen. Mit weißer Soße beträufeln.

Linsensuppe

Zutaten:

- 2 Karotten (in Würfel geschnitten)
- 2 c. trockene Linsen
- 2 Stängel Sellerie (gehackt)
- 1/4 c. Olivenöl
- 2 Zehen Knoblauch (gehackt)
- 1 14,5 Unzen Dosen zerdrückte Tomaten
- 1 Teelöffel Oregano (getrocknet)
- 2 Esslöffel Essig
- 1 Zwiebel (gehackt)
- 1 Lorbeerblatt
- 1 Teelöffel Basilikum (getrocknet)
- 8 c. Wasser
- 1/2 c. Spinat (in dünne Scheiben geschnitten)
- schwarzer Pfeffer und Salz nach Geschmack

Zubereitung:

1. Öl auf dem Herd bei mittlerer Hitze erhitzen. Sellerie, Karotten und Zwiebeln untermischen. Kochen, bis die Zwiebeln durchsichtig sind.

2. In Oregano, Knoblauch, Basilikum und Lorbeerblatt einige Minuten anbraten.

3. Die Linsen untermischen, dann Tomaten und Wasser hinzufügen. Lassen Sie es kochen.

4. Mindestens eine Stunde auf kleiner Flamme kochen lassen.

5. Geben Sie den Spinat hinzu, gerade so viel, dass er welkt, und servieren Sie ihn sofort.

6. Rühren Sie Pfeffer, Essig und Salz nach Ihrem Geschmack ein, und nach Wunsch mehr oder weniger Essig.

Puten-Gemüse-Hackbraten-Becher

Zutaten:

- ☒ 1 lb. extra magerer Truthahn (gemahlen)
- ☒ 1 rote Paprika (gehackt)
- ☒ 1 Ei
- ☒ 2 c. Zucchini (gehackt)
- ☒ 1/2 c. ungekochter Couscous
- ☒ 1 1/2 c. Zwiebeln (gehackt)
- ☒ 1/2 c. Barbecue-Soße, oder nach Bedarf
- ☒ 2 Esslöffel Worcestershire-Sauce
- ☒ 1 Esslöffel Dijon-Senf

Zubereitung:

- Ofen auf 200 Grad C (400 Grad F) vorheizen
- Fetten Sie mit einem Kochspray 20 Muffinbecher ein.
- Fügen Sie in einer Küchenmaschine Zucchini, rote Paprika und Zwiebeln hinzu. Verarbeiten Sie sie, bis sie fein gehackt und NICHT verflüssigt sind. Geben Sie die Mischung in eine Schüssel und fügen Sie Couscous, Ei, Worcestershire-Sauce, gemahlenen Truthahn und Dijon-Senf hinzu. Mischen Sie die Zutaten, bis sie richtig eingearbeitet sind.
- Löffeln Sie die Hackbratenmischung in jeden Muffinbecher und füllen Sie ihn zu etwa 3/4. Einen Teelöffel Barbecue-Sauce oben darauf schmieren.
- Backen Sie die Muffins etwa 20 Minuten oder bis der Saft klar wird.
- Lassen Sie ihn vor dem Servieren 5 Minuten abkühlen.

Oma's Hühnernudelsuppe

Zutaten:

- ☒ 2 1/2 c. breite Eiernudeln
- ☒ 3 c. gekochtes Hühnerfleisch (in Würfeln)
- ☒ 12 c. Hühnerbrühe
- ☒ 1 Teelöffel Pflanzenöl
- ☒ 1 Teelöffel Geflügelgewürz
- ☒ 1 1/2 Esslöffel Salz
- ☒ 1/4 c. Wasser
- ☒ 1 c. Staudensellerie (gehackt)
- ☒ 1 c. Zwiebel (gehackt)
- ☒ 1/3 c. Maisstärke

Zubereitung:

1. Bereiten Sie einen Topf mit leicht gesalzenem Wasser vor; lassen Sie es über dem Herd kochen.
2. Das Öl und die Eiernudeln hinzufügen. Lassen Sie sie kochen, bis sie weich sind. Abtropfen lassen und unter fließendem, kaltem Wasser abspülen.
3. Salz, Geflügelgewürz und Brühe in einem großen Topf mischen und aufkochen lassen. Zwiebel und Sellerie dazugeben. Zugedeckt 15 Minuten zugedeckt auf kleiner Flamme köcheln lassen.
4. Wasser und Maisstärke in einer kleinen Schüssel mischen, bis die Maisstärke vollständig aufgelöst ist.
5. Unter ständigem Rühren die Suppe mit der Maisstärkemischung verrühren. Das Hühnerfleisch und die Nudeln hinzufügen. Kochen Sie die Suppe, bis sie durchgekocht ist.

Hühner- und Spargelnudeln

Zutaten:

- ☒ 1 Packung 16 Unzen Penne-Nudeln
- ☒ 2 Hähnchenbrusthälften, ohne Haut und ohne Knochen (in Würfel geschnitten)
- ☒ 1 Knoblauchzehe (in dünne Scheiben geschnitten)
- ☒ 1 Bund schlanke Spargelstangen (schräg geschnitten)
- ☒ 5 Esslöffel Olivenöl (geteilt)
- ☒ 1/4 c. Parmesankäse
- ☒ 1/2 c. Natriumarme Hühnerbrühe
- ☒ Pfeffer, Knoblauchpulver und Salz nach Geschmack

Zubereitung:

1. Bereiten Sie einen großen Topf mit leicht gesalzenem Wasser vor; bringen Sie es über der Herdplatte zum Kochen.
2. Die Penne dazugeben und kochen, bis sie weich, aber auch bissfest sind (etwa 5 bis 8 Minuten). Abtropfen lassen und beiseite stellen.
3. In einer großen Pfanne 3 Esslöffel Olivenöl bei mittlerer bis hoher Hitze erhitzen. Das Hühnerfleisch dazugeben. Mit Pfeffer, Knoblauchpulver und Salz würzen. Kochen, bis das Huhn goldfarben und gar ist. Beiseite stellen, Öl auf Papiertüchern abtropfen lassen.
4. Die Hühnerbrühe in die Pfanne geben. Knoblauch, Spargel, Salz, Pfeffer und Knoblauchpulver untermischen. Den Deckel aufsetzen und kochen, bis der Spargel gerade weich ist, etwa 6 bis 8 Minuten. Das Hähnchen wieder in die Pfanne geben. Kochen, bis es gut durchgekocht ist.

5. Die Soße und die Nudeln miteinander kombinieren. Vor dem Servieren 5 Minuten abkühlen lassen. 2 Esslöffel Olivenöl einrühren und mit Parmesankäse bestreuen.

Griechische Hühnernudeln

Zutaten:

- ☒ 1 Pfund Hühnerbrust, ohne Haut und Knochen (in Würfel geschnitten)
- ☒ 1/2 c. rote Zwiebel (gehackt)
- ☒ 1 Dose 14 oz. marinierte Artischockenherzen (abgetropft und gehackt)
- ☒ 1 Packung 16 Unzen Linguine-Nudeln
- ☒ 1 Esslöffel Olivenöl
- ☒ 2 Zehen Knoblauch (zerdrückt)
- ☒ 2 Zitronen zum Garnieren (verkeilt)
- ☒ 2 Esslöffel Zitronensaft
- ☒ 1 große Tomate (gehackt)
- ☒ 2 Teelöffel Oregano (getrocknet)
- ☒ 1/2 c. Feta-Käse (zerbröselt)
- ☒ 3 Esslöffel frische Petersilie (gehackt)
- ☒ Pfeffer und Salz nach Geschmack

Zubereitung:

1. Bereiten Sie einen großen Topf mit leicht gesalzenem Wasser vor; bringen Sie es über der Herdplatte zum Kochen.
2. Die Penne dazugeben und kochen, bis sie weich, aber auch bissfest sind (etwa 5 bis 8 Minuten). Abtropfen lassen und beiseite stellen.

3. In einer großen Pfanne Olivenöl bei mittlerer bis hoher Hitze erhitzen. Knoblauch und Zwiebel anbraten, bis sie duften. Das Hühnerfleisch dazugeben, kochen, bis der Saft klar wird und das Hühnerfleisch durchgart und goldfarben ist.

4. Hitze auf mittlere bis niedrige Stufe reduzieren. Gekochte Nudeln, Artischockenherzen, Tomaten, Oregano, Zitronensaft, Petersilie und Feta-Käse untermischen. Kochen, bis sie durcherhitzt sind.

5. Vom Herd nehmen, mit Pfeffer und Salz würzen. Mit Zitronenspalten garnieren.

Schwarze Bohne Chili

Zutaten:

- ☒ 1 lb. Truthahn (gemahlen)
- ☒ 1 Zwiebel (gewürfelt)
- ☒ 1 Esslöffel Pflanzenöl
- ☒ 1 14,5 Unzen Dosen zerdrückte Tomaten
- ☒ 3 15 Unzen Dosen schwarze Bohnen (nicht abtropfen lassen)
- ☒ 2 Zehen Knoblauch (gehackt)
- ☒ 1 1/2 Esslöffel Chilipulver
- ☒ 1 Esslöffel Oregano (getrocknet)
- ☒ 1 Esslöffel Basilikumblätter (getrocknet)
- ☒ 1 Esslöffel Rotweinessig

Zubereitung:

1. In einem großen Topf das Öl bei mittlerer Hitze erhitzen.
2. Knoblauch und Zwiebel anbraten, kochen, bis die Zwiebeln durchsichtig sind.
3. Truthahn dazugeben, anbraten, bis er gar und goldgelb ist.
4. Tomaten, Bohnen, Oregano, Chilipulver, Essig und Basilikum untermischen.
5. Den Deckel darauf legen und mindestens 1 Stunde oder länger auf kleiner Flamme köcheln lassen, bis die Aromen gut vermischt sind.

Feta- und Spinat-Pita

Zutaten:

- ☒ 4 frische Champignons (in Scheiben geschnitten)
- ☒ 6 6-Zoll-Vollkornfladenbrot aus Weizen
- ☒ 2 Roma (Pflaume) Tomaten (gehackt)
- ☒ 1 6 oz. Dose sonnengetrocknete Tomatenpesto
- ☒ 1 Bund Spinat (gehackt)
- ☒ 2 Esslöffel Parmesankäse (gerieben)
- ☒ 3 Esslöffel Olivenöl
- ☒ 1/2 c. Feta-Käse (zerbröselt)
- ☒ gemahlener schwarzer Pfeffer nach Geschmack

Zubereitung:

1. Den Ofen auf 175 Grad C (350 Grad F) vorheizen.
2. Tomatenpesto auf eine Seite jedes Fladenbrotes streichen. Legen Sie sie mit der Pestoseite nach oben auf ein Backblech.
3. Pitas mit Champignons, Spinat, Tomaten, Parmesankäse und Fetakäse belegen. Mit Olivenöl beträufeln und mit Pfeffer bestreuen.
4. Im Ofen backen, bis das Fladenbrot knusprig ist. In Viertel schneiden.

Zucchini- und Kartoffelauflauf

Zutaten:

- ☒ 4 mittelgroße Kartoffeln, (geschält und in große Stücke geschnitten)
- ☒ 2 mittelgroße Zucchini (in große Stücke geschnitten)
- ☒ 1 mittelgroße rote Paprika (gehackt)
- ☒ 1 Knoblauchzehe (in Scheiben geschnitten)
- ☒ 1/2 c. trockene Brotkrümel
- ☒ 1/4 c. Olivenöl
- ☒ gemahlener schwarzer Pfeffer und Salz nach Geschmack
- ☒ Paprika nach Geschmack

Zubereitung:

1. Ofen auf 200 Grad C (400 Grad F) vorheizen.
2. Kartoffeln, rote Paprika, Zucchini, Semmelbrösel, Olivenöl und Knoblauch miteinander vermischen. Mit Pfeffer, Salz und Paprika würzen.
3. Im Ofen eine Stunde lang backen. Gelegentlich umrühren, bis die Kartoffeln leicht braun und zart sind.

Quinoa Tabbouleh

Zutaten:

- ☒ 2 c. Wasser
- ☒ 1 c. Quinoa
- ☒ 2 Karotten (gerieben)
- ☒ 1 Gurke (gewürfelt)
- ☒ 3 Tomaten (in Würfel geschnitten)
- ☒ 1 c. frische Petersilie (gehackt)
- ☒ 2 Bündel grüne Zwiebeln (gewürfelt)
- ☒ 1/4 c. Olivenöl
- ☒ 1/2 Teelöffel Meersalz
- ☒ 1/4 c. Zitronensaft
- ☒ 1 Prise Salz

Zubereitung:

1. In einem Topf Wasser zum Kochen bringen. Eine Prise Salz und die Quinoa hinzufügen. Die Hitze auf niedrigem Niveau halten, einen Deckel darauf legen und 15 Minuten köcheln lassen. Abkühlen lassen und dann mit einer Gabel aufschütteln.
2. Meersalz, Olivenöl, Gurke, Tomaten, Zitronensaft, Frühlingszwiebeln, Petersilie und Karotten in einer großen Schüssel vermischen. Die abgekühlte Quinoa unterrühren.

Kapitel 8: Was Sie trinken sollten

Wie können Getränke Ihnen helfen, Gewicht zu verlieren?

Gesunde Ernährung und Bewegung sind die beiden wichtigsten Aspekte, um einen flachen Bauch zu bekommen, aber Sie können ihnen einen zusätzlichen Schub geben, indem Sie sie mit gesunden Trinkgewohnheiten verbinden. Einige Getränke haben eine Vielzahl von gesundheitlichen Vorteilen, die Ihnen das Gefühl geben können, ein ganz neuer Mensch zu sein und wie ein solcher auszusehen. Keines der unten aufgeführten Getränke ist verarbeitet oder reich an Zucker. Wie immer ist der natürlichste Ansatz am vorteilhaftesten, wenn es um Ihre Fitnessziele geht. Ob die Getränke Ihren Stoffwechsel ankurbeln oder Ihnen ermöglichen, Wassergewicht zu verlieren, Sie sollten in Betracht ziehen, sie Ihrem neuen Lebensstil hinzuzufügen!

Wasser

Wasser ist vielleicht das wichtigste Getränk, das man nicht nur dann konsumieren sollte, wenn man den perfekten Körper erreicht, sondern immer. Wasser hilft Ihrem Körper, richtig zu funktionieren, indem es Ihre Organe auf molekularer Ebene hydratisiert. Ohne Wasser funktioniert Ihr Körper nicht richtig. Dehydriert zu sein, kann dazu führen, dass Ihr Körper gestresst wird und sich auf die Fettverbrennung auswirkt, indem der Stoffwechsel verlangsamt wird, um Energie zu sparen. Wasser ist auch ein natürlicher Appetitzügler. Wie Sie wissen, sendet der Magen, wenn er sich voll anfühlt, Botschaften an Ihr Gehirn, dass Sie nicht hungrig sind.

Wenn Sie Wasser trinken, nimmt es Platz in Ihrem Bauch ein, so dass Sie sich buchstäblich ohne Kalorien satt fühlen. Manchmal sagt Ihnen Ihr Körper vielleicht, dass Sie hungrig sind, wenn Sie tatsächlich durstig sind. Wenn Sie sich direkt nach dem Essen hungrig fühlen, oder wenn Sie wissen, dass Sie nicht verhungern sollten, sollte das Trinkwasser dafür sorgen.

Wie bereits erwähnt, kann Wasser Ihrem Körper helfen, Kalorien zu verbrennen, indem es Ihren Stoffwechsel ankurbelt. Eine Studie zeigt, dass Personen, die 500 ml Wasser bei Raumtemperatur oder kaltes Wasser getrunken haben, 3 % mehr Kalorien verbrannten, als sie normalerweise 2 Stunden nach dem Trinken des Wassers verbrennen würden. Dies gilt insbesondere dann, wenn Sie Eiswasser trinken, da Ihr Körper Kalorien verbrennt, um das Wasser auf Körpertemperatur zu erhitzen.

Wenn Sie hydriert bleiben, stellt Ihr Körper sicher, dass er Abfallstoffe effektiv ausscheiden kann. Wasser ermöglicht es Ihren Nieren, Giftstoffe auszuspülen, während es Elektrolyte und Nährstoffe speichert. Wenn der Körper dehydriert ist, halten die Nieren bei Versuchen der Rehydrierung Flüssigkeit zurück. Wenn Sie nicht genügend Wasser haben, können Sie Verstopfung bekommen, was zu einem Völlegefühl führt. Dies kann zu einer Vergrößerung der Taille um einen bis drei Zentimeter führen. Wenn Sie viel Wasser trinken, können Sie vermeiden, dass Sie die Taille festhalten und in der Mitte zusätzliche Pfunde zu sich nehmen.

Grüner Tee

Grüner Tee ist in den letzten Jahren in der Gesundheitsbranche sehr beliebt geworden, und das aus gutem Grund. Dieses Wundergetränk enthält eine hohe Anzahl von Antioxidantien, die als Katechine bekannt sind. Katechine sind dafür bekannt, dass sie den Körper schnell rehydrieren und dabei hartnäckiges Bauchfett verbrennen. Sie tun dies, indem sie die Freisetzung von Fett aus den Fettzellen erhöhen und gleichzeitig das

Fettverbrennungspotenzial der Leber steigern. Grüner Tee hat auch entzündungshemmende Eigenschaften. Wenn er regelmäßig eingenommen wird, kann er die Entzündung im Bauch ausgleichen und die langsame Gewichtszunahme stoppen. Mehrere Studien sind zu dem Schluss gekommen, dass das regelmäßige Trinken von grünem Tee dazu beitragen kann, Ihre Mitte zu verkleinern und Ihr Immunsystem zu stärken.

Apfelwein-Essig

Obwohl er nicht gerade appetitlich riecht, ist Apfelessig (ACV) eigentlich dafür bekannt, dass er bei der Gewichtsabnahme und bei Fitnesszielen helfen kann. ACV wirkt als Gallstimulans und ermöglicht es, den pH-Wert in der Magenschleimhaut auszugleichen. Dieses unorthodoxe Getränk kann Ihren Appetit unterdrücken und den Abtransport von Abfallstoffen aus Ihrem Körper unterstützen. Versuchen Sie, warmes Wasser mit einem Löffel Apfelessig zu mischen und es gleich morgens auf nüchternen Magen zu trinken, um die erstaunlichen Effekte zu sehen.

Pfefferminztee

Pfefferminztee ist nicht nur ein erfrischendes Sommergetränk, sondern auch ein praktisches Hilfsmittel zur Unterstützung der Gewichtsabnahme. Das Trinken von Pfefferminztee stellt sicher, dass Ihr Körper die Nahrung schnell und effizient verdauen kann. Er hilft, Blähungen zu lindern, die mit Fettansammlungen im Bauchbereich zusammenhängen. Blähungen können durch nicht richtig verdaute Nahrung verursacht werden, was durch Pfefferminztee verhindert wird. Pfefferminztee beugt auch Sodbrennen vor und lindert es, hilft bei erholsamem Schlaf und sorgt dafür, dass Ihre Haut erstaunlich aussieht und sich auch so anfühlt. Versuchen Sie, Pfefferminztee in Ihren Tagesablauf zu integrieren, um Ihr allgemeines Wohlbefinden zu steigern!

Zimt

Wie Sie wissen, kann der Verzehr von scharfen Nahrungsmitteln Ihren Stoffwechsel erhöhen, weil sie eine Erhöhung der Körpertemperatur bewirken. Dieser Prozess wird als Thermogenese bezeichnet, d.h. Ihre Zellen erzeugen Energie aus der Nahrung, die wir essen, und wandeln sie in Wärme um. Dasselbe geschieht, wenn Sie Zimt zu sich nehmen. Die Antioxidantien in diesem Wundergewürz haben entzündungshemmende Eigenschaften, die dazu beitragen, Bauchfett in Form von Blähungen und Verstopfung zu reduzieren. Sie können Zimt in eine Flasche Wasser geben, um es appetitlicher zu machen, oder Sie können ihn zu Ihrem Morgenkaffee trinken. Wie auch immer, Zimt ist eine schmackhafte Möglichkeit, Ihre Ernährung auf dem Weg zum perfekten flachen Bauch zu halten.

Kaffee

Einige von Ihnen werden vielleicht erleichtert sein, dass sie heute Morgen das Hauptprodukt auf der Liste finden. Wenn Sie nicht gleich morgen früh ohne Ihre Tasse Kaffee auskommen können, dann haben Sie Glück gehabt. Es ist bekannt, dass schwarzer Kaffee eine lange Liste von gesundheitlichen Vorteilen liefert, die auf seinen Koffeingehalt zurückzuführen sind. Zu diesen gesundheitlichen Vorteilen gehört die Unterstützung bei der Gewichtsabnahme durch die Umwandlung von Fett in Energie. Wenn Sie ihn aufrüsten wollen, dann ist bekannt, dass Rohkaffee den Fettabbau noch stärker fördert als seine dunkleren Geschwister. Rohkaffee sind Kaffeebohnen, die nicht geröstet wurden. Grüner Kaffee hat einen besonders hohen Gehalt an Chlorogensäure, die nachweislich Ihren Stoffwechsel ankurbelt und Ihren Körper mit einer gesunden Dosis Antioxidantien versorgt. Der Trick, um Kaffee bei der Ernährung zu ermöglichen, besteht darin, Zucker und Kaffeesahne aus dem Kaffee zu vermeiden. Dieser Zusatz ist zwar schmackhaft, hat aber einen hohen Kalorien- und Fettgehalt, was sich direkt auf die Fähigkeit des Kaffees auswirkt, Fett aus der Mitte zu reduzieren.

Kapitel 9: Arbeit mit Ihrem Stoffwechsel

Was ist der Stoffwechsel?

Die Wörterbuch-Definition des Stoffwechsels ist der chemische Prozess, der in allen lebenden Organismen abläuft, um Leben zu erhalten. Mit anderen Worten: Stoffwechsel ist die Art und Weise, wie unser Körper die Nahrung, die wir essen, in Energie umwandelt. Während dieses biochemischen Prozesses werden Kalorien mit Sauerstoff kombiniert, um die Energie freizusetzen, die wir für die Durchführung unseres täglichen Lebens benötigen. Es gibt zwei getrennte Funktionen des Stoffwechsels: den Katabolismus und den Anabolismus. Der Katabolismus ist definiert als die Freisetzung von Energie aus Kalorien, und der Anabolismus ist definiert als die Erzeugung und Speicherung von Energie aus Kalorien. Alle Aspekte des Stoffwechsels werden durch das endokrine System gesteuert, das für unzählige Körperfunktionen wie Stimmungsregulierung, Fortpflanzungsfunktionen und Zellgewebewachstum verantwortlich ist. Auch wenn es nicht möglich ist, den Stoffwechsel vollständig zu kontrollieren, so kann er doch durch drei wesentliche Methoden beeinflusst werden: durch die Nahrung, die man isst, durch die Menge der Nahrung, die man zu sich nimmt, und durch die tägliche Bewegung.

Wir alle kennen jemanden, der in der Lage zu sein scheint, alles zu essen, was er will, und nie ein Pfund zuzunehmen. Normalerweise verbuchen wir das als ihren schnellen Stoffwechsel und beneiden sie um ihr Glück, aber ein schneller Stoffwechsel ist eigentlich nur ein Mythos. Ihr Alter, Ihr Geschlecht, Ihre Ernährung, Ihr Aktivitätsniveau und Ihre Genetik bestimmen Ihre Stoffwechselrate. Die Wahrscheinlichkeit, dass all diese Aspekte perfekt aufeinander abgestimmt sind, um jemandem einen anstrengungsfreien, perfekten Körper zu geben, ist unrealistisch.

Das Geheimnis ihres Erfolges hat nichts mit ihrem Glück zu tun, sondern nur mit ihrem Gleichgewicht. Menschen, die einen schnellen Stoffwechsel zu haben scheinen, sind wahrscheinlich bereits dünn, hoch aktiv und schlafen jede Nacht erholsam. Wie bei den meisten Dingen gibt es keine magische Lösung für einen Stoffwechsel, der Ihnen zugute kommt. Es erfordert Aufmerksamkeit und Hingabe, um Ihren Stoffwechsel zu trainieren, damit er sich an Ihre Bedürfnisse hält und nicht gegen Sie arbeitet. Lassen Sie sich nicht entmutigen. Mit Übung und Versuch und Irrtum können Sie Ihren Stoffwechsel im Nu verdoppeln. Ein riesiger Vorteil für das Verständnis Ihres Stoffwechsels ist, dass eine Veränderung des Stoffwechsels viel leichter zu erreichen scheint.

Alter und Stoffwechsel

Vielleicht haben Sie schon einmal gehört, dass Menschen darüber reden, dass sie nicht wie ihre jüngeren Kollegen essen können. Vielleicht hat Ihnen sogar jemand gesagt, dass Ihre Essgewohnheiten Ihren Stoffwechsel einholen werden. Leider spielt das Alter eine große Rolle für den Stoffwechsel. Wenn Sie älter werden, verlangsamt sich Ihr Stoffwechsel. Das macht es einfacher, Gewicht zu gewinnen und schwieriger, es zu verlieren. Die körperliche Aktivität neigt dazu, sich mit zunehmendem Alter zu verlangsamen, so dass die Energiemenge, die Sie verbrennen, abnimmt. Wenn Ihr Aktivitätsniveau sinkt, verringert sich auch Ihre Muskelmasse, wodurch Ihr Körper noch weniger Kalorien für Energie benötigt. Auch wenn Sie mit zunehmendem Alter weniger aktiv werden und langsamer Kalorien verbrennen können, gibt es mehrere Schritte, die Sie unternehmen können, um Ihren Stoffwechsel anzukurbeln und einen flachen Bauch zu bekommen.

Essen zur Förderung des Stoffwechsels

Bei den meisten Diäten müssen Sie Kalorien zählen und die Anzahl der Kalorien pro Tag verfolgen. Beim Stoffwechsel geht es nicht darum, wie viel man isst, sondern was man isst. Allein das Frühstück kann Ihren Stoffwechsel für kurze Zeit erhöhen. Das liegt an der thermischen Wirkung von Lebensmitteln (TEF), die durch die zusätzliche Energie verursacht wird, die für die Aufnahme, Verdauung und Verarbeitung der Nährstoffe in Ihrer Nahrung benötigt wird. Die beste Art und Weise, diesen Prozess voll auszunutzen, ist der Verzehr von viel Protein. Das liegt daran, dass Protein den größten Anstieg des TEF verursacht. Eine gesunde Dosis Protein in Ihrer Mahlzeit kann Ihre Stoffwechselrate um bis zu 15% erhöhen. Vergleicht man dies mit 2 % bei Fetten und 7 % bei Kohlenhydraten, besteht kein Zweifel, dass Eiweiß der Superheld eines starken Stoffwechsels ist. Studien zeigen, dass Menschen 440 Kalorien weniger pro Tag zu sich nehmen, wenn 30 % ihrer Nahrung aus Eiweiß bestand. Das liegt daran, dass Eiweiß Sie länger satt macht und es Ihnen somit leichter macht, Ihr Kaloriendefizit aufrechtzuerhalten. Der Verzehr einer großen Menge an magerem Fleisch und pflanzlichem Eiweiß ermöglicht es Ihrem Körper, den Muskelschwund zu bekämpfen. Eine ausreichende Versorgung mit Eiweiß ist also der Schlüssel für jeden, der sich einer starken Fettreduktion unterzieht, so wie Sie selbst!

Eiweiß ist nicht das einzige Nahrungsmittel, das Sie bei der Ankurbelung Ihres Stoffwechsels im Auge behalten müssen; auch scharf gewürzte Lebensmittel können Ihre Fähigkeit zur Fettverbrennung erhöhen. Scharfes Essen wie Paprika enthält eine Substanz, die als Capsaicin bekannt ist. Capsaicin ist die Verbindung, die verwendet wird, um das brennende Gefühl zu erzeugen, das durch den Verzehr von Gewürzen entsteht. Obwohl Capsaicin ein biologisches Zeichen zur Abschreckung von

Säugetieren, einschließlich des Menschen, ist es großartig bei der Erhöhung des Ruheumsatzes. Studien zeigen, dass der Verzehr von Paprika in erträglichen Dosen dazu führen kann, dass der Körper bis zu 10 zusätzliche Kalorien pro Mahlzeit verbrennt. Auch wenn man sich nicht allein auf scharfes Essen verlassen kann, um Gewicht zu verlieren, kann die Kombination mit anderen stoffwechselfördernden Praktiken einen Vorteil bei der Gewichtsabnahme bringen.

Während Sie dabei sind, Ihrer Ernährung proteinreiche Lebensmittel und Paprika hinzuzufügen, überlegen Sie, wie oft Sie am Tag essen möchten. Die Tradition, drei Mahlzeiten am Tag einzunehmen, könnte Ihr metabolisches Potenzial beeinträchtigen. Wenn Sie große Mengen mit einer großen Zeitspanne dazwischen essen, verlangsamt sich Ihr Stoffwechsel, um Ihre Energie zu erhalten. Wenn Sie alle 3 bis 4 Stunden einen Snack oder eine kleine Mahlzeit zu sich nehmen, kann Ihr Stoffwechsel in Gang kommen und mehr Kalorien verbrennen, als wenn Sie nur zum Frühstück, Mittagessen und Abendessen essen würden. Studien zeigen, dass sich Menschen, die einen Snack zu sich nehmen, oft weniger hungrig fühlen und zu den Mahlzeiten weniger essen. Häufigeres Essen wirkt sich tendenziell nicht nur auf die Kalorienverbrennung positiv aus. Gesundes Naschen kann sogar den Blutzuckerspiegel stabilisieren. Kleinere Mahlzeiten haben weniger Glukose als ihre größeren Pendants. Dadurch steigt Ihr Blutzucker viel langsamer an, wodurch der Cortisolspiegel niedrig bleibt und der Hunger in Schach gehalten wird. Diese Art der Ernährung ist besonders vorteilhaft für Menschen, die an Diabetes oder Hypoglykämie leiden. Es ist wichtig, daran zu denken, gesunde Snacks zu essen, auch wenn sie klein sind.

Trinken, um den Stoffwechsel anzukurbeln

Nahrung ist nicht das einzige in Ihrem Werkzeugkasten, das Ihren Stoffwechsel beeinflussen kann! Wir haben darüber diskutiert, wie wichtig es ist, zuckerhaltige Getränke wegen des Kalorienüberschusses aus Ihrer Ernährung zu streichen. Diese leeren Kalorien wirken sich auch auf Ihren Stoffwechsel aus, indem Sie einfach die Anzahl der Kalorien erhöhen, die Sie insgesamt zu sich nehmen. Die einfache Lösung ist das Trinken von Wasser. Wasser hat keine Kalorien und hält Ihren Körper hydriert. Tatsächlich beschleunigt das Trinken von Wasser den Stoffwechsel vorübergehend, und noch mehr, wenn das Wasser, das Sie trinken, eiskalt ist. Untersuchungen haben ergeben, dass das Trinken eines halben Liters Wasser Ihren Ruhestoffwechsel für etwa eine Stunde um mehr als 20% erhöhen kann. Ihr Körper benötigt noch mehr Energie, um das Wasser auf Körpertemperatur zu erwärmen, was die Fettverbrennung zusätzlich ankurbelt. Versuchen Sie, vor der nächsten Mahlzeit ein Glas Wasser zu trinken, um den Hunger zu stillen. Studien belegen, dass übergewichtige Personen, die vor einer Mahlzeit Wasser getrunken haben, 40% mehr Gewicht verloren haben als Personen, die nicht saßen. Stellen Sie sich Wasser als Ihre Geheimwaffe für eine schlanke Taille vor.

Auch wenn das Trinken von Wasser für einen flachen Bauch unerlässlich ist, gibt es zwei andere Lösungen, um sich mit Wasser zu versorgen und den Stoffwechsel anzukurbeln. Die erste der beiden wäre das Trinken von grünem Tee. Grüner Tee ist kalorienarm. Daher ist das Trinken dieses Tees gut für die Gewichtsabnahme und -erhaltung. Es ist bekannt, dass grüner Tee überschüssiges Fett, das im Körper gespeichert ist, in freie Fettsäuren umwandelt. Dies erhöht Ihr Fettverbrennungspotential auf über 15%. Er kann sogar Ihren Stoffwechsel um 5% erhöhen. Grüner Tee ist eine großartige

Möglichkeit, Ihren Getränkeplan zu durchkreuzen. Fügen Sie eine kleine Menge echten, organischen Honig hinzu, um Ihre Naschhaftigkeit zu verbessern und gleichzeitig Ihren Stoffwechsel anzukurbeln.

Kaffee ist die zweite Lösung für Ihre ausgelaugte Wasserroutine. Die meisten von uns können ohne Kaffee nicht leben, aber wussten Sie, dass er Ihren Stoffwechsel tatsächlich ankurbeln kann, während er Ihnen den zusätzlichen Kick gibt, Ihren Morgen zu beginnen? Das Geheimnis dieser Wunderflüssigkeit ist das Koffein. Das Koffein in schwarzem Kaffee kann Ihre Fähigkeit, Fett zu verbrennen, um 10% steigern. Je mehr Gewicht Sie verlieren, desto mehr Fett können Sie durch den Kaffeegenuss verbrennen. Forschungen haben ergeben, dass magere Menschen, die Kaffee getrunken haben, ihren Stoffwechsel doppelt so stark erhöht haben wie fettleibige Menschen. Sprechen Sie über das Getränk, das immer wieder nachgibt!

Schlaf und Stoffwechsel

Genauso wie sich Stress auf Ihr Gewichtsabnahmeziel auswirken kann, so können auch Ihre Schlafgewohnheiten beeinflusst werden. Wenn Ihr Körper unter Schlafentzug leidet, erhöht er den Cortisolspiegel. Dies sendet Hungersignale an Ihr Gehirn, was wiederum dazu führt, dass Sie sich nach Komfortnahrungsmitteln wie Kohlenhydraten und Fetten sehnen. Schlafmangel wurde mit einer enormen Zunahme der Fettleibigkeit in Amerika in Verbindung gebracht. Das Verlangen nach einem hohen Tempo ist nicht der einzige Rückschlag in einer schlaflosen Nacht. Wenn der Körper müde ist, schießen Blutzuckerspiegel und Insulinresistenz in die Höhe, was den Körper einem höheren Risiko aussetzt oder die Entwicklung von Diabetes begünstigt. Das Wichtigste, woran Sie denken müssen, ist, dass Sie zu Bett gehen. Ruhen Sie sich viel aus, damit Ihr Körper in bester Form ist, um Pfunde zu verlieren und Ihre Mitte abzuflachen. Leider ist es nicht immer realistisch, jede Nacht 8 Stunden Schlaf zu bekommen. Wenn Sie das nächste Mal unter einer nicht sehr erholsamen Nacht leiden, denken Sie daran, dass Ihr Körper unter Stress steht und das Zehnfache verbrauchen will, um das Trauma auszugleichen.

Bewegung und Stoffwechsel

Sie sollten sich Ihre Reise mit flachem Bauch als eine zweiseitige Waage vorstellen (verzeihen Sie das Wortspiel). Auf der einen Seite haben Sie Ihre Ernährung und auf der anderen Seite Ihre Bewegungsroutine. Es braucht eine kalkulierte Menge auf beiden Seiten, um Erfolg zu haben. Wenn Sie über die Beeinflussung Ihres Stoffwechsels nachdenken, sollten Sie dasselbe Konzept verwenden. Ihren Stoffwechsel mit körperlicher Aktivität zu erhöhen, kann so einfach sein wie mehr aufzustehen. Das ist richtig! Eine so einfache Sache wie die Investition in einen Stehpult oder kurze Gehpausen während der Arbeitszeit kann zusätzliche 175 Kalorien pro Tag verbrennen!

Wenn es darum geht, Ihren Stoffwechsel zu steigern, werden Sie mehr tun wollen, als nur aufzustehen. Muskelzellen benötigen eine exponentielle Menge an Energie, d.h. je mehr Muskeln Sie haben, desto mehr Kalorien verbrennen Sie auch im Ruhezustand. Der beste Weg, um Muskelmasse zu gewinnen, auch während einer Diät, ist das Heben von schweren Dingen. Der menschliche Körper ist sehr anpassungsfähig. Wenn Sie also regelmäßig schweres Gewicht heben, wachsen Ihre Muskeln, um das Gewicht aufzunehmen. Wenn Sie mehr Pfunde heben, wächst Ihre Muskelmasse und Ihr Stoffwechsel nimmt ebenfalls zu. Nutzen Sie also jede Gelegenheit zum Bankdrücken, Hocken, Heben und Rudern, um weniger Speck und mehr Fabelhaftes zu sehen!

Wenn Sie die Kunst des schweren Hebens erst einmal beherrschen, kombinieren Sie sie mit dem High-Intensity Interval Training (HIIT), um die Vorteile der Bewegung für Ihren Stoffwechsel voll auszuschöpfen. HIIT ist ein Übungssystem, das Ihren Körper an die Grenze des Möglichen bringt und ihn dann ruhen lässt, um dann den Prozess wieder von vorne zu beginnen. Ähnlich wie beim Heben von Gewichten können Sie bei dieser Art von Training mehr Fett verbrennen, indem Sie Ihre Herzfrequenz erhöhen und es Ihrem Körper ermöglichen, sich im Laufe der Zeit an das Aktivitätsniveau anzupassen. Aus diesem Grund hat sich das Laufen über kurze Zeiträume als besser für den Stoffwechsel erwiesen als das Joggen über lange Zeiträume. Tatsächlich kann jede intensive Übung, die Sie machen, in einem Bruchteil der Zeit mit besseren Ergebnissen durchgeführt werden. Wenn Sie zum Beispiel 1 volle Minute Kniebeugen und 1 Minute Ruhe immer und immer wieder machen, werden Sie mehr Ergebnisse sehen, als wenn Sie 3 Sätze von 10 Kniebeugen im Laufe von 20 Minuten machen, weil Ihr Herzschlag zunimmt. Mit HIIT-Übungen sparen Sie also nicht nur Zeit, sondern erzielen auch bessere Ergebnisse. Dies gilt unabhängig vom Alter.

Kapitel 10: Kardio- und Krafttraining

Übung verstehen

Um einen flachen Bauch zu erreichen und Ihre allgemeine Gesundheit zu erhalten, ist es wichtig, körperlich aktiv zu bleiben. Bewegung ist eine Aktivität, die körperliche Anstrengung erfordert, mit dem Ziel, Gesundheit und Fitness zu verbessern oder zu erhalten. Bewegung kann dazu beitragen, das Risiko schwerer Krankheiten wie Fettleibigkeit, Osteoporose, Herzkrankheiten und einiger Krebsarten zu verringern. Sie ist auch der psychischen Gesundheit zuträglich und hilft Ihnen, Spannungen abzubauen und sich zu entspannen. Um Gewicht zu verlieren, müssen Sie mehr Kalorien verbrennen, als Sie verbrauchen. Dies können Sie erreichen, indem Sie sich gesund ernähren und regelmäßig Sport treiben. Zwei der besten Übungen, die Sie durchführen können, um einen flachen Bauch zu bekommen, sind Aerobic-Übungen und Krafttraining. Kombinieren Sie diese mit einer geringen Kalorienaufnahme und Sie werden den Körper Ihrer Träume haben, bevor Sie ihn kennen!

Aerobic-Übung

Aerobic-Übungen sind verschiedene anhaltende Übungen wie Joggen, Radfahren, Laufen, Schwimmen oder Rudern, die die Lunge und das Herz stimulieren und stärken und gleichzeitig die Sauerstoffverwertung des Körpers verbessern. Für den Laien ist Aerobic-Übung Kardio. Studien zeigen, dass Kardio eine der effektivsten Übungen zur Beseitigung von Bauchfett ist. Es ist wichtig, sich vor Augen zu halten, dass die Häufigkeit Ihrer Herz-Kreislauf-Übungen wichtiger ist als die Intensität. Untersuchungen legen nahe, dass Menschen mehr Fett aus allen Bereichen ihres Körpers verloren, wenn sie 500 Minuten pro

Woche aerobes Training machten, im Vergleich zu denen, die 300 Minuten pro Woche machten.

Bei Cardio geht es um Gewichtsverlust und nicht um den Aufbau von Muskelmasse. Es gibt viele Quellen, die versuchen werden, Sie von den 500 Crunches pro Tag zu überzeugen, oder die neueste und beste Bauchmuskelmaschine wird Ihnen einen flachen Bauch verschaffen, aber das ist nicht der Fall. Um einen flachen Bauch zu erreichen, müssen Sie die Fettschicht entfernen, die Ihre Bauchmuskeln bedeckt. Kardio ist die einzige Lösung, um diese zusätzliche Schicht abzubauen, und glücklicherweise verbrennt sie fantastisch Kalorien! Der Trick bei der Kardio ist, das Blut in Schwung zu bringen. Sobald Sie sich zu bewegen beginnen und Ihre Herzfrequenz in den Zielbereich (wie viele Schläge pro Minute Sie brauchen, um Kalorien zu verbrennen) bringen, werden Sie anfangen zu schwitzen und schwerer zu atmen. Während dieses Prozesses beginnt Ihr Körper, Kalorien zu verbrennen. Je härter und länger Sie arbeiten, desto mehr Kalorien verbrennen Sie. Es ist wichtig, eine aerobe Übung zu finden, die Ihnen Spaß macht, damit Sie nicht das Gefühl haben, Ihre Fitnessroutine sei eine lästige Pflicht. Selbst ein zügiger täglicher Spaziergang hilft Ihnen, das Bauchfett zu verbrennen.

Krafttraining

Unabhängig davon, für welche aerobe Aktivität Sie sich entscheiden, ist es wichtig, diese mit dem High-Intensity Intervall Training (HIIT) zu kombinieren. Diese Art von Übung bringt Ihr Blut in Schwung, während Ihre Muskeln an ihre Grenzen stoßen. Durch das Heben von Gewichten werden Ihre Knochen gestärkt und Ihrem Körper Muskelmasse zugeführt. Mit mehr Muskelmasse können Sie mehr Kalorien verbrennen, während Sie sich in Ruhe befinden. Es ist auch bekannt, dass schweres Heben das Energieniveau und das Selbstwertgefühl erhöht. Auch wenn Krafttraining nicht direkt auf Ihren Bauch wirkt, werden Sie, wenn das Fett in Ihren Muskeln abnimmt, weniger schlaff und straffer erscheinen. Die Tonisierung Ihrer Muskeln zusammen mit einer konsequenten Herzmassage wird Ihren Gewichtsverlustfortschritt verbessern, aber erwarten Sie nicht, dass Sie allein durch die Arbeit an Ihren Bauchmuskeln Ergebnisse erzielen.

Es ist wichtig, sich auf die wichtigsten Muskelgruppen des gesamten Körpers zu konzentrieren, um mehr Muskelmasse zu erreichen. Zu den wichtigen Gruppen, auf die Sie sich konzentrieren sollten, gehören Brust, Rücken, Hüften, Trizeps, Bizeps, Schultern, Gesäß, Waden, Oberschenkel und Unterarme. Während Sie an der Bildung dieser Muskelgruppen arbeiten, benötigt Ihr Körper mehr Kalorien, damit Ihr Stoffwechsel sein höchstes Potenzial erreicht. Das bedeutet, dass der Großteil der gesunden Nahrung, die Sie essen, für die Ernährung Ihrer wachsenden Muskeln und nicht für Ihre Fettzellen verwendet wird. Außerdem wird Ihr konditioniertes Herz noch besser Kalorien verbrennen, so dass Sie die perfekte Kombination haben, um diese Zentimeter zu vergießen.

Es ist wichtig, daran zu denken, dass Ihr Bauch mit dem Abfallen des Fettes von Ihrem Körper auch schrumpft. Sie sollten sich Fett als ein Organ vorstellen, das im gesamten Körper liegt. Sie können nicht nur an einer Stelle Ihres Körpers Fett entfernen, es sei denn, Sie wenden ein medizinisches Verfahren wie eine Fettabsaugung an. Wenn der Prozentsatz des Fettes sinkt, werden Sie die Veränderungen überall sehen, auch in Ihrem Bauch. Das bedeutet nicht, dass Sie Ihre Bauchmuskeln nicht trainieren sollten, auch wenn Sie strategisch vorgehen sollten, wie Sie es tun.

Trainieren Sie Ihre Bauchmuskeln immer am Ende Ihres Trainings. Sie wollen dies tun, weil Sie sie indirekt für alle

Übungen, die Sie durchführen, verwenden. Ihre Bauchmuskeln gelten als Stabilisierungsmuskeln, die Sie verwenden sollten, um Ihre Form perfekt zu halten, während Sie für optimale Ergebnisse Krafttraining betreiben. Wenn Sie sich beim ersten Schritt Ihres Trainings auf Ihre mittleren Muskeln konzentrieren, werden diese zu müde sein, um Ihre Form während des restlichen Trainings zu halten. Denken Sie daran, von den größten Muskelgruppen aus, wie den Beinen, bis zur kleinsten Muskelgruppe, wie den Bauchmuskeln, alle Gruppen abzuarbeiten.

Die Stärkung Ihres Kerns ist wesentlich, um einen flachen Bauch zu bekommen. Die bewährte Methode der Crunches und Sit-ups ist wirksam, um Ihren Kern zu stärken, da sie die größten Bauchmuskeln, die für die Beugung der Wirbelsäule zuständig sind, beanspruchen. Dieselbe Muskelgruppe komprimiert den Bauch, um die Taille zu straffen. Dies ist nicht die einzige Muskelgruppe, auf die Sie achten müssen. Die inneren und äußeren Schrägen sitzen an den Seiten des Bauches und halten alles zusammen. Sie verwenden diese Muskeln, wenn Sie sich seitlich beugen oder sich an der Wirbelsäule verdrehen. Die Arbeit mit diesen Muskeln ist oft wichtig, da sie auch den Bauch zusammendrücken. Um optimale Ergebnisse bei der Arbeit mit diesen Muskeln zu erzielen, versuchen Sie, Ihre Kniebeugen oder sogar kleine Hanteln zu verdrehen. Die unteren Bauchmuskeln befinden sich unterhalb der seitlichen Schrägen. Dies ist ein Problembereich für die meisten Frauen, insbesondere nach der Geburt. Um diese Muskelgruppe zu stärken, konzentrieren Sie sich darauf, den Unterkörper statt des Oberkörpers mit Übungen wie z.B. Beinheben anzuheben.

Worauf Sie achten müssen

Es ist eine übliche Erscheinung, dass Sie beim Training hungriger sind. Es stimmt, dass Sie mehr Kalorien benötigen, nachdem Sie

Ihre Fitnessroutine etabliert haben. Manche Menschen finden es leichter, die Anzahl der verbrannten Kalorien zu überschätzen, was dann zu einer Überernährung führt. Es ist wichtig, sich in dieser Phase Ihrer Reise auf eine gesunde Ernährung zu konzentrieren, damit Sie Ihre Gewichtsabnahme-Dynamik beibehalten können. Manche Menschen werden hungriger und wollen noch mehr essen, während andere nach dem Sport an Appetit verlieren. Dies ist als "Belastungsanorexie" bekannt, die mit einer Abnahme des Hungerhormons Ghrelin verbunden ist. Die Wirkung, die Bewegung auf den Appetit hat, variiert von Person zu Person.

Kapitel 11: Das Gesamtbild

Es ist nie leicht, sich für eine Änderung des Lebensstils zu entscheiden, um die Person zu werden, die man sein möchte. Vor allem dann nicht, wenn Sie mit Herausforderungen konfrontiert sind, denen Sie noch nie zuvor begegnet sind. Fit zu werden ist eine wichtige Entscheidung, die Ihnen aber jeden Tag für den Rest Ihres Lebens zugute kommt. Jetzt, da Sie mit den Werkzeugen ausgestattet sind, um Ihre Reise in Sachen Gesundheit und Fitness zu beginnen, werden Sie sehen, wie die Pfunde abzufallen beginnen. Lassen Sie sich nicht entmutigen, wenn Ihr Gewicht zu stagnieren beginnt oder es unmöglich erscheint, den letzten Zentimeter Speck auf Ihrem Bauch zu verlieren.

Es wird nicht immer einfach sein, das unerwünschte Gewicht abzubauen. Es kann sogar Tage geben, an denen Sie sich die Hände übergeben, schreien und frustriert aufgeben wollen. Es dauert mehr als 6 Wochen, bis Sie die Vorteile Ihres neuen Lebensstils wirklich nutzen können. Bis dahin werden Sie Ihre neuen Gewohnheiten mit einer positiven Einstellung steuern und sich daran erinnern, dass jeder am Anfang Schwierigkeiten hat, sich an eine neue Routine zu gewöhnen. Sie werden wund sein, Sie werden müde sein, und Sie werden höchstwahrscheinlich ein wenig hungrig sein, aber all das wird es wert sein, wenn Sie in den Spiegel schauen und die Person sehen können, von der Sie schon immer geträumt haben. Denken Sie an den Tagen, an denen Sie Lust haben, nachzugeben, daran, dankbar zu sein für die neue Person, die Sie werden, und für all die harte Arbeit, die Sie geleistet haben. Sie werden für Ihre neu gewonnene Energie und Ihr wachsendes Vertrauen dankbar sein wollen.

Jetzt, wo Sie die Verpflichtung eingegangen sind, für Ihren Traumkörper zu arbeiten, sollten Sie wissen, dass Ihr flacher

Bauch kein Ziel ist. Ihr Fitnessziel sollte als eine kontinuierliche Reise gesehen werden, die Sie ständig herausfordert, besser zu werden. Betrachten Sie sich selbst als eine aktive Person, auch wenn Sie sich vor dem Nachmittagslauf fürchten. Entscheiden Sie sich, mehr zu laufen als zu fahren. Werben Sie einen Freund oder finden Sie eine Person, die sich auf derselben Reise befindet wie Sie. Manchmal ist es einfacher, aufzustehen und zu gehen, wenn Sie wissen, dass jemand auf Sie wartet.

Seien Sie nett zu sich selbst. Denken Sie daran, dass selbst olympische Sportler Ruhetage haben, damit sich ihr Körper erholen kann. Hören Sie auf Ihren Körper und scheuen Sie sich nicht, einen Tag vom Fitnessstudio frei zu nehmen oder superlangsam zu laufen. Diese Dinge sind ein wichtiger Teil, um einen flachen Bauch zu bekommen und Ihre Fitnessziele zu erreichen. Wenn Sie Ihren Körper überanstrengen, könnten Sie Ihre Muskeln schwer beschädigen, was es noch schwieriger macht, dorthin zu gelangen, wo Sie sein wollen. Haben Sie keine Angst, Ihre Routine zu ändern, wenn Sie wachsen und sich verändern. Nichts bleibt für immer gleich, und auch Ihre Wellness-Praktiken sollten nicht ewig gleich bleiben. Der Übergang, auch wenn er manchmal schwierig ist, ist ein gesunder Teil des körperlichen und geistigen Wachstums.
Mit den Werkzeugen, die auf den vorhergehenden Seiten dieses Buches vorgestellt wurden, haben Sie alles, was Sie brauchen, um sich sauber zu ernähren, hart zu trainieren und die Köpfe zu drehen, wo immer Sie hingehen!

Schlussfolgerung

Danke, dass Sie es bis zum Ende von Wie man Bauchfett verliert: Ein kompletter Leitfaden zum Abnehmen und Erreichen eines flachen Bauches geschafft haben. Hoffentlich war es informativ und konnte Ihnen alle Hilfsmittel zur Verfügung stellen, die Sie benötigen, um Ihre Fitnessziele zu erreichen!

Der nächste Schritt ist, den Worten Taten folgen zu lassen und für den perfekten flachen Bauch zu arbeiten!

Lightning Source UK Ltd.
Milton Keynes UK
UKHW021119100720
366327UK00012B/1280